# DIE BABY FIBEL

Das große Baby Buch für Eltern
Alles über die Schwangerschaft,
Entwicklung, Ernährung,
Gesundheit und vieles mehr!

Optimal für das erste und zweite Jahr

Autoren: Juliane Berger und Michael Schäfer

**Softcover:** 978-3-98512-006-2

**Redaktion:** ENKHCHULUUN LEEGE

**Lektorat:** Matthias Kramer

**Druck/Auslieferung:** Amazon.com oder eine Tochtergesellschaft

**Cover:** Natalia Zelenina - shutterstock.com
bearbeitet von oliviaprodesign - fiverr.com

**Impressum:**

Juliane Berger und Michael Schäfer wird vertreten durch:
Enckchuluun Leege
YouVenture! GmbH
Rathausallee 76
22846 Norderstedt

**Wir wünschen viel Vergnügen beim Lesen!**

# DIE BABY FIBEL

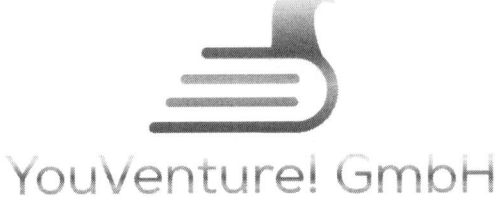

YouVenture! GmbH

# INHALTSVERZEICHNIS

# *Vorwort*

*"Das Glück ist das Einzige, was sich verdoppelt, wenn man es mit anderen teilt."*

(Albert Schweizer)

Ein Baby zu bekommen, ist die natürlichste Sache der Welt. Diesen Satz haben Sie vermutlich schon öfters gehört. Im Prinzip ist er auch richtig. Zugleich ist jede Geburt jedoch einzigartig, unvergesslich und für die Eltern der Beginn eines völlig neuen Lebensabschnitts.

Sie erwarten selbst Ihr erstes Baby? Wunderbar! Dann seien Sie gewiss, dass der kleine Erdenbürger/in in kürzester Zeit auch Ihr Leben völlig auf den Kopf stellen wird. Aber: Sie werden es lieben ...

Die beiden Autoren dieses Buches wissen, wovon sie sprechen, denn sie sind selbst glückliche Eltern mehrerer Kinder. Und dieses Glück möchten sie mit Ihnen teilen.

In diesem Ratgeber sind sie Ihre ständigen Begleiter: von den ersten Tagen und Wochen mit Ihrem Baby bis hin zu dem Zeitpunkt, an dem Ihr Kind neugierig und unerschrocken seine Welt auf eigene Faust entdecken möchte. Gemeinsam lernen Sie Ihr Baby besser kennen, erfahren jede Menge über seine Wünsche und Bedürfnisse, über Ernährung, Erziehung, Gesundheit und vieles mehr. Dabei profitieren Sie stets auch vom reichen Erfahrungsschatz, den die Autoren im Laufe der Jahre gesammelt haben.

Unterstützend, liebevoll und mit dem nötigen Humor sind die beiden an Ihrer Seite. Machen Sie sich gemeinsam auf den Weg!

# Kapitel 1: Viel Liebe und Zuwendung – und einer kleinen Grundausstattung

*"Am Anfang war es ein Schub, nur ein Schub, und dann eine Phase, nur eine Phase! Oder ein Zahn! Oder ein Pups! Auf jeden Fall geht es vorbei! In ein paar Tagen. Oder Wochen. Spätestens zum 18.!"*

Hurra, das Baby ist da! Wenn alles gut läuft, kann Ihr Nachwuchs bereits wenige Tage nach der Geburt bei Ihnen zu Hause einziehen. Aber wie sieht es aus, das perfekte Baby-Zimmer? Oder benötigt Ihr kleiner Schatz am Anfang noch gar keinen eigenen Raum? Und wie transportieren Sie Ihr Neugeborenes überhaupt sicher nach Hause? Fragen über Fragen, über die werdende Eltern sich im Vorfeld Gedanken machen sollten.

Wer bereits Kinder hat, der weiß, dass es in den Monaten vor der Geburt für künftige Eltern kaum etwas Schöneres gibt, als stundenlang durch Möbelhäuser zu schlendern, um nach den perfekten Möbeln für das Kinderzimmer Ausschau zu halten. Und ein solcher Einkaufsbummel sei auch Ihnen herzlich gegönnt.

Allerdings sollten Sie sich darüber im Klaren sein, dass Ihr Kind insbesondere in den ersten Lebenswochen nur ein Bruchteil dessen wirklich benötigt, was Sie in den Auslagen der Geschäfte finden. Was Ihr Baby gerade zu Beginn am nötigsten braucht, das sind Ihre Zeit, Ihre Liebe und Zuwendung – und eine kleine Grundausstattung.

Dazu gehört vor allem ein eigener Schlafplatz. Dass kann eine Wiege oder ein Stubenwagen sein, ein Beistellbettchen oder ein stabiles Gitterbett. Wiege und Stubenwagen sehen niedlich aus und lassen sich dank der Rollen bequem von einem Zimmer ins nächste mitnehmen. Der Nachteil: Sie sind oft relativ klein und je nachdem, wie schnell Ihr Kind wächst, ist ihre Nutzungsdauer auf wenige Monate begrenzt.

Sogenannte Beistellbetten sind speziell für stillende Mütter ideal. Eine Längsseite des Bettchens lässt sich entfernen und das Bett unmittelbar am Elternbett befestigen. So müssen Sie nachts nicht jedes Mal aufstehen, wenn Ihr Kind Hunger hat. Auch diese Betten werden jedoch schnell zu klein.

Eine sehr gute Alternative sind mitwachsende Gitterbetten, sogenannte Kombibetten. Der Lattenrost dieser Betten lässt sich in der Höhe verstellen, viele Modelle verfügen zudem über Schlupfsprossen. Das sind einzelne Gitterstäbe, die sich herausnehmen lassen, sobald das Kind größer ist und mobil wird. So kann es später alleine hinein- und wieder hinauskrabbeln. Kombibetten lassen sich durch das Entfernen der Gitterseiten außerdem zum Juniorbett umbauen. So erhält Ihr Kind beizeiten ein richtiges Bett wie die Großen – nur im Kleinformat.

Der beste Standort für das Bett befindet sich in den ersten Wochen und Monaten im Elternschlafzimmer. So sind Sie nachts immer in seiner Nähe und können sofort reagieren, wenn Ihr Kind weint. Es macht also nichts aus, wenn das eigene Kinderzimmer noch nicht sofort zur Verfügung steht.

Ebenfalls in Reichweite sollte sich eine Wickelgelegenheit befinden. Da Sie diesen Platz in den kommenden Monaten sehr häufig nutzen werden, ist eine auf Ihre Größe angepasste

Höhe wichtig. Natürlich ist anstelle einer Wickelkommode auch ein Tisch zu diesem Zweck nutzbar. Die speziellen Kommoden haben den Vorteil, dass Sie an drei Seiten erhöht sind und somit die Verletzungsrisiken reduzieren. Bei einigen Kommoden lässt sich der obere Teil – der Wickelaufsatz – später entfernen, wenn er nicht mehr gebraucht wird. So kann die Kommode auch anderweitig genutzt werden.

Damit Ihr Baby bequem liegt, benötigen Sie eine weiche, abwaschbare Wickelunterlage. Für benutzte Windeln empfiehlt sich ein einfacher Treteimer mit Deckel. Zu guter Letzt fehlen in Reichweite noch Ablageflächen für Cremes, Windeln und Co. sowie Regale oder ein Schränkchen für die Wäsche Ihres Babys.

Apropos Wäsche: Damit Ihr Kind nachts sicher schläft, ist die Anschaffung eines Babyschlafsacks aus Expertensicht dringend empfehlenswert. Die kuscheligen Babydecken mögen noch so niedlich sein: Sie bergen enorme Gefahren! Womit wir jetzt beim Thema Sicherheit wären:

Wussten Sie, dass Verletzungen durch Unfälle für Kinder und Jugendliche in Deutschland zu den größten Gesundheitsgefahren zählen? Wie die Bundesarbeitsgemeinschaft "Mehr Sicherheit für Kinder e. V." mit Verweis auf Studien des Robert-Koch-Instituts mitteilt, sind sie für Kinder ab einem Jahr sogar die häufigste Todesursache. Mit beinahe 44 Prozent geschehen die meisten Unfälle zu Hause oder zumindest im privaten Bereich, gefolgt von Schule und Kita (24,2 Prozent), Spielplätzen und Sporteinrichtungen (17,4 Prozent).

Umso wichtiger also, dass Eltern für ihr Kind zu Hause ein sicheres Umfeld schaffen. Viel Platz benötigt Ihr kleiner Schatz am Anfang nicht, aber dafür sollte dieser Raum umso sicherer sein. Und Sicherheit beginnt bereits im Babybettchen. Wenn Sie im Bett oder Stubenwagen eine Decke benutzen, so besteht das Risiko, dass sich Ihr Kind nachts darin verheddert, mit dem Kopf darunter gerät, zu wenig Sauerstoff erhält und letztlich unbemerkt erstickt. Denn Ihr Baby ist noch nicht in der Lage, sich die Decke selbst wieder vom Gesicht zu ziehen. Immer wieder ist in den Medien von traurigen Schicksalen dieser Art zu lesen. Dem können Sie selbst vorbeugen!

Aus diesem Grund haben weder Decken, Kissen, Felle noch diverse Kuscheltiere im Babybett etwas zu suchen. Stattdessen sollten Sie unbedingt auf einen geeigneten Babyschlafsack zurückgreifen. Hier kann das Köpfchen nicht unten durchrutschen. Schlafsäcke gibt es angepasst dem Alter und Wachstum Ihres Kindes in verschiedenen Größen, für Sommer und Winter, mit langen und kurzen Ärmeln.

Beim Bettchen selbst gilt es – wie bei allen Kindermöbeln – darauf zu achten, dass die Verarbeitung stimmt, nichts wackelt oder gar umfallen kann. Auch scharfe Kanten stellen eine Gefahrenquelle dar, ebenso wie Kleinteile, zum Beispiel an Kuscheltieren. Nicht richtig befestigt, könnten sie sich lösen und vom Baby verschluckt werden. Hier droht Erstickungsgefahr!

Bei den Gitterstäben im Babybett gilt: Die Abstände müssen mindestens 4,5 Zentimeter und dürfen höchstens 7,5 Zentimeter betragen, damit sich das Baby keine Finger klemmt, aber auch nicht mit dem Kopf dazwischen gerät. Ein Augenmerk sollten Sie außerdem auf den Lattenrost richten, sofern das Babybett höhenverstellbar ist. Sobald

Ihr Baby aktiver wird, sich hinsetzen oder sogar aufstehen kann, gehört der Lattenrost unbedingt in die unterste Position. Ansonsten könnte Ihr Kind über das Gitter klettern und herausfallen.

Je größer der Radius wird, in dem sich Ihr Kind zu Hause bewegt, umso mehr sind Sie als Eltern gefordert. Kindersicherungen in Steckdosen, an Schubladen und Schranktüren sind nur einige Beispiele für vielfältige Sicherheitsmaßnahmen. Schauen Sie sich am besten gemeinsam jedes einzelne Zimmer an, um potenzielle Gefahrenquellen schon im Vorfeld zu beseitigen.

Als "*Beifahrer*" nimmt Ihr Baby übrigens bereits in seinen ersten Lebenstagen am Straßenverkehr teil. Das geht los, wenn Sie vom Krankenhaus nach Hause fahren. Sicher und geborgen liegt Ihr Kind in einer Babyschale, nach Vorgaben der Hersteller entsprechend angeschnallt. Wenn Sie ein Auto mit Beifahrerairbag haben, darf die Sitzschale nicht auf dem Beifahrersitz stehen! Es sei denn, Sie schalten das Sicherheitssystem vorher ab. Am besten fährt Ihr Kind jedoch auf der Rückbank mit.

# Kapitel 2: Die ersten Jahre sind die wichtigsten!

*"Sei stets was du bist, ein glückliches Kind, die Fröhlichsten sind stets die Glücklichsten!"*

Zu keinem anderen Zeitpunkt wird sich Ihr Baby derart rasant entwickeln wie in den ersten Jahren seines Lebens: von einem zarten, schreienden Bündel zu einem selbstbewussten kleinen Eroberer. In seinen ersten beiden Lebensjahren wächst Ihr Baby im Durchschnitt jeweils etwa 20 Zentimeter. Das Geburtsgewicht verdreifacht sich bereits in den ersten zwölf Monaten.

Individuelle Abweichungen von diesen Richtwerten sind natürlich möglich und erst einmal kein Grund zur Beunruhigung. Schwankungen von plus/minus anderthalb Kilogramm beim Gewicht sowie von plus/minus vier Zentimetern beim Längenwachstum liegen durchaus im Rahmen. Sind die Abweichungen größer oder sind Sie aus anderen Gründen verunsichert, ist der Kinderarzt immer der richtige Ansprechpartner.

Doch nicht nur in puncto Größe und Gewicht macht Ihr Baby im Verlauf der ersten zwölf Monate riesige Sprünge. Motorik, Sprache: Tag für Tag (be-)greift und versteht Ihr Kind seine Welt ein Stückchen mehr. Auf die detaillierte Entwicklung Ihres Kindes Monat für Monat gehen wir in Kapitel 2.3.1 ausführlich ein. An dieser Stelle folgt zunächst einmal ein Überblick. Im Fokus steht hier die Entwicklung im ersten Lebensjahr.

In den ersten Lebenswochen orientiert sich Ihr Baby insbesondere an Ihrer Stimme: Kein Wunder, die hat es schließlich schon während der Schwangerschaft wahrgenommen und daher ist sie ihm vertraut. Sprechen Sie von Anfang an viel mit Ihrem Kind – es ist ebenso ein Zeichen von Zuwendung wie eine Streicheleinheit. Zugleich lernt Ihr Kind in den kommenden Monaten, den Klang Ihrer Stimme mit seinem Befinden in Verbindung zu bringen. Ist es traurig, versuchen Sie es zu beruhigen. Ihre Stimme klingt ganz anders, als wenn Sie es zum Spielen auffordern möchten. Viel mit Ihrem Baby zu sprechen, ist die beste Förderung, die Sie ihm für seine sprachliche Entwicklung mit auf den Weg geben können.

Ihr Kind selbst verlässt sich in den ersten Wochen und Monaten vor allem auf ein Kommunikationsmittel: das Schreien. Müde, Hunger, die Windel voll: Egal, worum es sich handelt, Ihr Kind muss sich schließlich bemerkbar machen und auf den "*Missstand*" hinweisen.

Suchen, saugen, greifen: Seine natürlichen Reflexe helfen Ihrem Baby, sich in seiner neuen Umgebung zurechtzufinden. Ihre Nähe und Ihre Berührungen sind gerade in der ersten Zeit enorm wichtig, damit sich Ihr Kind sicher und geborgen fühlt. Zielgerichtete Bewegungen indes dürfen Sie zum jetzigen Zeitpunkt von ihm noch nicht erwarten.

Das ändert sich jedoch im Laufe des zweiten und dritten Monats. Ihr Kind lernt jetzt, Sie oder auch einzelne Gegenstände mit den Augen zu fixieren. Das klappt am besten, wenn die Sachen, die es erkennen möchte, zunächst etwa 25 bis 30 Zentimeter von seinem Gesicht entfernt sind. Daher können Sie langsam beginnen, die Aufmerksamkeit Ihres Kindes auf einzelne Dinge zu lenken. Buntes und farbenfrohes Babyspielzeug ist dazu besonders gut geeignet. Mit der

Zeit wird der Greifreflex nachlassen, die kleinen Fäustchen lockern sich. In der Folge wird Ihr Kind versuchen, nach den angebotenen Spielsachen zu greifen. Die Augen-Hand-Koordination verbessert sich. Kein Wunder also, dass auch die kleinen Hände und Finger selbst zum Spielzeug werden ...

Die Bauchlage ist für Ihr Baby in diesen Wochen mit seinem ersten Fitnesstraining gleichzusetzen: In dieser Position wird es versuchen, sein Köpfchen anzuheben und somit die Nacken- und Rückenmuskulatur zu stärken.

Die Kommunikation funktioniert nach und nach immer besser. Mimik, Bewegungen, die ersten Laute: Sie werden erkennen, was Ihr Baby von Ihnen möchte.

Immer schön in Bewegung bleiben: So heißt es vom vierten Monat an. Ihr Baby arbeitet mit viel Energie daran, die Koordination seiner Bewegungen zu verbessern und seinen Aktionsradius zu vergrößern. Also: Verlassen Sie sich bitte nicht mehr darauf, dass es still auf seiner Krabbeldecke liegen bleibt ... Spätestens jetzt heißt es: das Zuhause kindersicher machen! Babyspielzeug zum Greifen wie ein Ring oder – noch besser – eine Rassel, sind jetzt ideal.

Hochstemmen, von der Rücken- in die Bauchlage wechseln, hin- und herrollen, sich hochziehen: Bis zum Ende des sechsten Monats hat so manch ein Baby bereits versucht, sich alleine aufzusetzen. Weil das natürlich nicht auf Anhieb klappt, sollten Sie darauf achten, dass es sich nicht stoßen kann, wenn es wieder umkippt. Und: Sie sollten Ihrem Baby unbedingt Zeit lassen. Erst, wenn die Muskeln stark genug sind, ist Ihr Kind in der Lage, ohne Hilfe frei zu sitzen.

Robben, erste Krabbelversuche: Bei einigen Kindern ist dies nach sechs Monaten durchaus im Bereich des Möglichen.

Geräusche wahrnehmen und orten, Gefühle zeigen, Töne nachahmen: Ihr Kind findet sich in seiner Umwelt immer besser zurecht. Im Laufe der Zeit fängt Ihr Kind zudem an, bestimmte Wörter mit Gegenständen oder Personen in Verbindung zu bringen. Typisch für diese Phase ist das Bilden und Wiederholen von Silben, etwa "*Da-da-da*" oder "*Na-na-na*". Sein Gehör und seine Sehfähigkeit sind mit fünf oder sechs Monaten beinahe schon so gut wie die der Großen.

Das Phänomen des "*Fremdelns*" fällt ebenfalls in diese Entwicklungsphase. Die Ursache dafür, dass Ihr Kind auf Verwandte oder Freunde plötzlich anders oder sogar ablehnend reagiert, ist einfach darin zu suchen, dass es jetzt in der Lage ist, vertraute Menschen von weniger vertrauten Personen zu unterscheiden. Und: Wer mag schon gerne bei jemandem auf dem Arm sitzen, den er nicht gut kennt?!

Wenn Ihr Baby sechs Monate alt ist, werden Sie vermutlich mit der Einführung der Beikost starten. Der Beginn einer besonderen Phase, die Ihrem Kind viele neue geschmackliche Eindrücke bescheren wird! (s. Kapitel 5 "*Die perfekte Ernährung*")

Vom siebten Monat an ist der Entdeckerdrang Ihres Kindes kaum noch zu bremsen. Achten Sie darauf, dass Sie Ihrem Schützling bei Bedarf Grenzen setzen. Mit einem klaren "*Stopp!*" oder "*Nein*" können und müssen Sie ihm von Anfang an verdeutlichen, dass bestimmte Dinge tabu sind. Ihr Kind kann mit seinen Händchen auf Dinge zeigen, die es interessieren oder die es haben möchte. Es kann Spielsachen bewusst ergreifen – und wieder fallen lassen. Und: Es kann die Hände und Finger dazu nutzen, kleine Sachen in den Mund zu stecken! Das ist gefährlich, denn es könnte daran ersticken! Stichwort: Kindersicherung!

Bis zum neunten Monat macht die sprachliche Entwicklung weitere große Fortschritte. Wahrscheinlich wird es schon bald die ersten Worte von sich geben. Aber seien Sie nicht traurig, wenn Sie sie nicht sofort verstehen. Vermutlich ist es eher noch ein Lallen oder Brabbeln. Aber immer mit der Ruhe: Zum Ende des ersten Jahres wird sich die Sprache Ihres Kindes zunehmend verändern, bis aus dem Brabbeln das erste "*richtige*" Wort wird. Auch eigene Wortschöpfungen fallen typischerweise in diese Phase.

Es gibt jedoch auch Kinder, die sich mit ihren Wörtern deutlich länger Zeit lassen – unabhängig davon, dass sie bereits sehr viel von dem verstehen, was Sie ihm erzählen. Bis zum Ende des ersten Lebensjahres kann es bereits die Bedeutung von bis zu 100 Wörtern aufnehmen.

Auch, wenn die Entwicklung jedes einzelnen Kindes recht unterschiedlich verlaufen kann, sollten Sie seine sprachlichen Fortschritte stets im Blick behalten. Haben Sie den Eindruck, dass Ihr Baby eher wenig brabbelt oder dass es auf Ihre Ansprache nicht richtig reagiert, sollten Sie vorsichtshalber das Gespräch mit Ihrem Kinderarzt suchen.

Wenn Ihr Kind in den kommenden Wochen öfters quengelt, verstärkt seine Hände oder ein Spielzeug in den Mund nimmt und darauf herumkaut, könnte dies ein Zeichen dafür sein, dass sich die ersten Zähne bemerkbar machen.

Nach dem neunten Lebensmonat steuert Ihr Baby langsam auf seinen ersten Geburtstag zu. Ein großer Moment – vor allem für Sie als Eltern. Ihr Kind hingegen wird diesem Ereignis vermutlich noch keine besondere Bedeutung beimessen. Es ist viel mehr damit beschäftigt, die Dinge, die es bereits erlernt hat, weiter zu perfektionieren. Alleine sitzen, sich an der Tischkante hochziehen: Zum Ende des ersten Lebensjahres sind vielleicht sogar schon die ersten Schritte möglich.

Und noch etwas entdeckt Ihr Kind in dieser Entwicklungsphase: seinen eigenen Willen. Immer öfter werden Sie nämlich feststellen, dass Ihr Kind nicht mehr so "*will*", wie Sie es möchten. Und das ist auch gut so. Denn so wird es nach und nach ein selbstständiger, kleiner Entdecker, der sich immer öfters von Ihnen trennen kann. Dabei wird sich Ihr Kind jedoch immer vergewissern, dass Sie in seiner Nähe bleiben.

Das erste Lebensjahr Ihres Kindes steckt voller spannender Eindrücke und Erlebnisse. Zu Beginn profitiert Ihr Baby noch vom sogenannten Nestschutz: Noch im Bauch wurde es über das mütterliche Blut mit einer Vielzahl an Antikörpern gegen spezifische Erreger versorgt. Gemeint sind dabei Antikörper gegen Krankheiten, die die Mutter entweder bereits gehabt hat oder gegen die sie geimpft worden ist. Lässt dieser Nestschutz nach, muss das Immunsystem selbst mit den verschiedenen Keimen zurechtkommen. Dieses "*Training*" braucht Zeit. Die meisten Eltern können ein Lied davon singen, wie oft Ihre Kinder bis zum Schuleintritt die unterschiedlichsten Infekte mit nach Hause gebracht haben. Das Immunsystem von Stillkindern erfährt über die Muttermilch noch eine Zeit lang eine zusätzliche Stärkung. Doch irgendwann ist auch dieser Schutz natürlich nicht mehr gegeben.

Das bedeutet im Umkehrschluss, dass Ihr Schützling Sie im Laufe der Zeit mit ganz unterschiedlichen Krankheitssymptomen konfrontieren wird. Das ist völlig normal, kann aber speziell beim ersten Kind etwas Beunruhigendes haben. Sind Sie unsicher, fragen Sie bitte in der Kinderarztpraxis nach.

Bei einigen Symptomen ist generell eine ärztliche Abklärung angeraten. Das gilt zum Beispiel, wenn die Körpertemperatur Ihres Kindes über 38 Grad steigt, es plötzlich ungewohnt schlapp und teilnahmslos wirkt, Durchfall bekommt oder erbricht. Wenn die Augen des Babys Sekret absondern und verklebt sind, ist ebenfalls ein Besuch beim Arzt anzuraten. Nicht zuletzt bei Schnupfen, Husten und einer verstopften Nase während der ersten Lebenswochen heißt es: Lieber einmal zu viel zum Arzt als einmal zu wenig.

Ein häufiges Problem bei kleinen Windelträgern ist der wunde Popo. War die "*mobile Toilette*" zu lange nass auf der Haut, reagiert diese gereizt. Kommt zum typischen Wundsein noch ein roter Hautausschlag hinzu, könnte Windelsoor dahinterstecken – ausgelöst zum Beispiel durch Hefepilze.

Häufiges Schreien, zu hastiges Trinken: Schluckt Ihr Baby zu viel Luft, sind Blähungen und Bauchweh die Folge. Die richtige Stillhaltung, spezielle Sauger bei Flaschenkindern, Wärme sowie auch leichte Massagen oder spezielle Tees können Linderung bringen. Schreit Ihr Kind ausdauernd, zum Teil über Stunden hinweg, stecken eventuell sogenannte Dreimonatskoliken dahinter. Sprechen Sie darüber bei Bedarf mit Ihrer Hebamme oder Ihrem Kinderarzt. Auch im weiteren Verlauf des ersten Lebensjahres kann es bei Ihrem Baby vorübergehend zu Verdauungsbeschwerden kommen. Dies ist oft verbunden mit dem Übergang von (Mutter-)Milch zur Breikost. Aber darauf werden wir zu einem späteren Zeitpunkt noch eingehen.

Möglicherweise bemerken Sie in den ersten Lebensmonaten eine weiche, eher gelbliche Schuppenschicht auf dem Kopf Ihres Babys. Dabei handelt es sich vermutlich um eine Überproduktion der Talgdrüsen (*"Kopfgneis"*), die meist im zweiten Lebenshalbjahr von alleine wieder verschwindet. Davon unterschieden werden sollte der sogenannte Milchschorf. Dieser zeigt sich ab dem dritten Monat durch eine schuppige, gerötete Kopfhaut, verbunden mit nässenden Krusten – bedingt durch den Juckreiz der trockenen Haut. Dieser entzündliche Hautprozess kann nach einigen Monaten ebenfalls von selbst wieder zurückgehen. Er kann aber auch länger bestehen bleiben. Im Zweifel sollten Sie sich an Ihren Kinderarzt wenden.

# Kapitel 2.1: Von der Hölle in die Wonne

Glückliche Mütter, die strahlend Ihr Baby im Arm halten. Schon bei den ersten Familienfotos im Krankenhaus sitzt die Frisur wieder perfekt. Und Augenringe? Keine Spur! Mutter und Kind haben bestens geschlafen!

Hätten wir vor dieses Szenario noch ein "*Es war einmal ...*" gesetzt, dann hätten Sie vermutlich sofort erkannt, dass hier etwas nicht stimmt. Aber auch ohne klassische Märcheneinleitung haben Sie hoffentlich bemerkt, dass das Geschriebene nicht ganz ernst gemeint ist, sondern höchstens Werbeprospekten für Babyprodukte entspringt. Denn so groß Ihr Wunsch nach einem Baby auch ist: Machen Sie sich bitte darauf gefasst, dass die ersten Wochen und Monate möglicherweise alles andere als (werbe-)romantisch verlaufen. Ein Baby zu haben, bedeutet eine riesige Umstellung. Für das Kind, aber auch für Sie selbst. Aber vorweg: Sie werden die Situation meistern, an Ihren Aufgaben wachsen und irgendwann lächelnd erzählen: "*Weißt Du noch ...?*"

Je nachdem, welcher Typ Ihr Baby ist – entspannter Vielschläfer oder unruhiger Schreihals – kann Sie so ein süßes, zartes Etwas in der ersten Zeit an den Rand der Verzweiflung bringen.

Haben Sie die Geburt erst einmal geschafft – an dieser Stelle dürfte jedem klar sein, warum Frauen die Kinder bekommen! – kommt im Idealfall nach wenigen Tagen der Moment, an dem Sie sich mit ihrem kleinen Bündel auf den Weg nach Hause machen. Gerade angekommen, beginnt Ihr Baby zu weinen. Ab sofort werden Sie zu Sherlock Holmes. Was hat das Baby? Hunger, eine nasse Windel? Hat es Bauchweh, ist es müde?

Ehe die Kommunikation mit Ihrem Baby besser klappt, kann einige Zeit vergehen. Hören Sie auf Ihr Bauchgefühl und fragen Sie bei Unsicherheiten Ihre Hebamme oder den Kinderarzt – bitte nicht die nette Nachbarin oder Tante Frieda! Sie werden nämlich feststellen, dass es zu einer einzigen Frage ganz verschiedene Antwortmöglichkeiten gibt – und die für Sie und Ihr Baby richtige ist nicht einmal zwangsläufig dabei.

Da Ihr Baby seinen festen Schlafrhythmus erst nach und nach entwickeln muss, werden Sie vermutlich zu Beginn kaum zur Ruhe kommen – Ausnahmen bestätigen die Regel. Sie werden übermüdet sein, in der Küche wird sich das schmutzige Geschirr, im Bad die dreckige Wäsche stapeln. Aber: Das ist völlig egal. Ihr Baby braucht Sie jetzt und Sie benötigen jede ruhige Minute, die Sie bekommen können. Alles andere ist Nebensache.

Und ganz wichtig: Bitte nicht unter Druck setzen lassen! Niemand hat das Recht, von Ihnen in dieser Phase Perfektionismus zu erwarten. Die Kekspackung eine halbe Stunde nach dem Frühstück ist völlig in Ordnung, wenn die Cookies nur dafür sorgen, dass Sie sich für kurze Zeit entspannen können. Über Ihre Figur können Sie sich zu einem späteren Zeitpunkt wieder Gedanken machen.

Spannen Sie den Vater ruhig mit ein! In Zeiten von Extra-Elternmonaten für den Mann ist es erfreulicherweise schon selbstverständlicher geworden, dass beide Eltern Verantwortung übernehmen müssen und sich auch die stressigen ersten Monate teilen.

# Kapitel 2.2: Monatliche Entwicklung

Liebe Eltern, die kommenden zwölf Monate werden spannend, ereignisreich und manchmal einfach nur überwältigend. Ihr Baby wird Sie immer wieder aufs Neue überraschen – mit einem Lächeln, einer Geste, dem ersten richtigen Wort. Im Folgenden werden wir ausführlicher auf die Entwicklung in jedem einzelnen Monat eingehen. Dabei sollten Sie stets daran denken, dass die Entwicklung der Kinder ganz unterschiedlich verlaufen kann. Die hier genannten Phasen sollen als Anhaltspunkt dienen und aufzeigen, was im Bereich des Möglichen ist. Ihr Kind muss also weder im sechsten Monat frei sitzen noch mit zwölf Monaten laufen können: Sie haben schließlich ein Individuum, kein Kind von der Stange ...

## Kapitel 2.2.1: Der erste Monat: Alles ist neu

Die Geburt bedeutet für Ihr Baby eine enorme Umstellung. Kein Wunder also, dass Ihr Baby in den ersten Wochen vor allem eines möchte: viel schlafen! Vom regelmäßigen Trinken natürlich abgesehen. Bis zu 20 Stunden Schlaf schafft Ihr Baby – pro Tag, aufgeteilt in mehrere kürzere Etappen.

Was Ihr Baby in diesen ersten Wochen braucht, ist Nähe, Nähe und nochmals Nähe. Wenn Sie mit ihm kuscheln, wirkt das auf Ihr Kind nicht nur beruhigend. Das Zusammensein stärkt die Bindung zu Ihnen – auch wenn es die Mama bereits im Bauch "*kennengelernt*" hat.

Im ersten Lebensmonat sind die Handlungen Ihres Babys buchstäblich reflexartig. Das gilt für den Saugreflex an der Brust ebenso wie für das Suchen mit geöffnetem Mund, wenn Sie Ihr Kind an der Wange streicheln. Auch dieser

Reflex dient der Nahrungssuche. Typisch für diese Zeit sind außerdem der Greifreflex sowie der sogenannte Moro-Reflex, auch als Klammerreflex bezeichnet. Dieser kann durch laute Geräusche, Licht oder plötzliche Bewegungen ausgelöst werden, etwa wenn Sie Ihr Baby zum Schlafen ins Bettchen legen möchte. Durch die nun folgende Schreckreaktion wird Ihr Kind ruckartig die Arme seitlich ausstrecken und danach eine umklammernde Bewegung machen. Die Ursache für dieses angeborene, reflexartige Klammern ist in der Evolutionsgeschichte zu suchen. Es dient im Tierreich dazu, dass sich Kinder in Gefahrensituationen noch fester an der Mutter festhalten. Er verschwindet bei Ihrem Baby nach zwei bis vier Monaten wieder.

Zu nennen wäre außerdem noch der Schreitreflex. Halten Sie das Baby unter den Armen hoch und berührt es dann mit den Füßchen festen Boden, macht es Bewegungen, als wollte es sofort loslaufen.

In die Kategorie Reflexe fällt auch das typische Engelslächeln.

Mit dem Sehen klappt es bei Ihrem Baby in den ersten Wochen noch nicht so gut. Ihr Kind nimmt vieles verschwommen wahr. Deutlich besser sind dagegen das Hör- und das Tastvermögen entwickelt. Und auch riechen und schmecken kann Ihr kleiner Schatz erstaunlich gut.

Seien Sie nicht beunruhigt, wenn Ihr Baby zunächst nicht zunimmt, sondern wieder an Gewicht verliert. Das ist normal und hängt insbesondere mit dem Verlust des Fruchtwassers zusammen, das noch in der Haut gespeichert war. Nach etwa zwei Wochen sollte es wieder sein Geburtsgewicht erreicht haben. Danach nimmt es im Durchschnitt etwa 200 Gramm pro Woche zu.

Zum Ende des ersten Monats ist es etwa stolze fünf Zentimeter gewachsen.

Die Rücken- und Nackenmuskulatur muss Ihr Baby in den kommenden Wochen und Monaten erst noch kräftig trainieren. In der Bauchlage kann es daher sein Köpfchen nur wenige Sekunden anheben. Beim Hochheben ist es daher besonders wichtig, den Kopf immer mit einer Hand zu stützen.

Da das Schreien in diesen Wochen das Kommunikationsmittel der Wahl ist, kann es natürlich passieren, dass Ihr Baby zu viel Luft schluckt. Das gilt auch, wenn das Stillen noch nicht hundertprozentig eingespielt ist oder Ihr Baby zu hastig trinkt. Blähungen und Bauchweh sind daher nicht ungewöhnlich.

Von den sogenannten Dreimonats-Koliken sind eher Jungen betroffen als Mädchen. Anders, als der Name vermuten lässt, sind bei dieser Symptomatik in der Regel nicht Bauchbeschwerden die Ursache. Gründe für das anhaltende Schreien sehen Fachleute in einer Regulationsstörung bei eher sensiblen Babys. Diese Phasen können enorm anstrengend sein, allerdings verschwinden sie zumeist nach wenigen Monaten von alleine wieder.

Sollte dies noch nicht im Krankenhaus passiert sein, so werden Sie aufgefordert, Ihr Kind nach drei bis zehn Tagen beim Arzt zu einem zweiten, gründlichen Check – der U2 – vorzustellen. Hier haben Sie auch die Möglichkeit, selbst weitere Fragen zur Gesundheit Ihres Babys zu stellen.

## Kapitel 2.2.2: Der zweite Monat: Das erste Lächeln

Sie werden es schnell bemerken: Auch, wenn Ihr kleiner Schatz noch sehr viel Zeit mit dem Schlafen verbringt, wird er im Laufe des zweiten Monats deutlich aktiver. Er strampelt und rudert mit Beinen und Armen, der Greifreflex wird schwächer. Das können Sie daran erkennen, dass Ihr Baby seine kleinen Fäuste öfters lockert. Legen Sie Ihr Kind in die Bauchlage, wird es weiterhin fleißig Kopf- und Nackenmuskulatur trainieren. Es kann sein Köpfchen kurz anheben und zur Seite drehen.

Mit dem Sehen klappt es immer besser: Ihr Kind ist in der Lage, Gegenstände oder Personen bereits auf eine Entfernung von einem Meter zu erkennen. Wenn Sie ihm ein – am besten farbenfrohes – Spielzeug zeigen und es langsam hin- und herbewegen, so kann es dem Gegenstand mit den Augen folgen. Nicht nur Sachen, auch Personen wird Ihr Kind natürlich fixieren, sobald Sie in seiner optischen Reichweite sind! Kurz gesagt: Ihr Baby nimmt seine Umgebung immer bewusster wahr und möchte am Geschehen teilnehmen. Allerdings sollten Sie darauf achten, dass Sie es mit äußeren Reizen nicht übertreiben. Zu viel Lärm, Licht und Hektik könnten es überfordern.

Nach wie vor ist körperliche Nähe ein wichtiger Faktor. Wenn Sie mit Ihrem Baby sprechen, ist es bemüht, auf seine Weise darauf zu reagieren und mit Ihnen Kontakt aufzunehmen. Blickkontakt und seine Mimik sind ihm dabei eine große Hilfe. Und – endlich: Im Laufe des zweiten Monats ist Ihr Kind in der Lage, Ihnen auch ein bewusstes Lächeln zu schenken. Ein besonderer Moment! Auch erste Laute werden Sie von Ihrem Kind nun zu hören bekommen.

Im zweiten Monat wächst Ihr Kind ordentlich weiter. Etwa drei bis vier Zentimeter sind es zwischen der fünften und achten Woche. Auch mit Blick auf die Gewichtszunahme ist Ihr Schatz gut dabei. Es können auch durchaus mal mehr als die bisherigen 200 Gramm pro Woche sein.

In der vierten oder fünften Woche steht der nächste Termin beim Kinderarzt an, diesmal die U3.

## Kapitel 2.2.3: Der dritte Monat: Kommunikation ist alles

Ein ordentlicher Entwicklungsschub erwartet Sie bei Ihrem Baby im Laufe des dritten Monats. Das Wachstum liegt mit durchschnittlich drei Zentimetern auf Vormonatsniveau – mit Blick auf das Gewicht darf es jetzt aber auch ruhig etwas mehr sein. Bis zu einem Kilo können Babys im dritten Monat zulegen. Nach und nach entwickeln sie das, was wir liebevoll als Babyspeck bezeichnen.

*"Aha, das bin ich also!"*, scheint sich Ihr Baby zu sagen, wenn es seine eigenen Hände und Füße als Spielzeug entdeckt. Die Nacken- und Rückenmuskulatur ist zum Ende des dritten Monats soweit entwickelt, dass Ihr Baby sein Köpfchen in aufrechter Haltung vielleicht sogar schon allein halten kann. Das bedeutet im Umkehrschluss aber nicht, dass es schon frei sitzen kann!

Köpfchen heben, zur Seite drehen: Bewegungen und Aktivitäten in der Bauchlage werden zunehmend sicherer. Vielleicht übt Ihr Kind in dieser Position auch schon den Unterarmstütz oder es übt, sich auf die Seite zu drehen. Der Wechsel von der Bauch- in die Rückenlage wird alleine aber noch nicht funktionieren.

Wenn Ihr Kind Gegenstände erkunden will, benutzt es dafür zwar schon seine Händchen, an erster Stelle steht jedoch nach wie vor das Entdecken mit dem Mund. Das gezielte Greifen funktioniert noch nicht richtig. Vielmehr ist Ihr Kind damit beschäftigt, Gegenstände, die Sie ihm geben, wieder fallenzulassen. Gleichwohl gehen die reflexartigen Bewegungen nach und nach immer weiter zurück. Große Freude können Sie ihm mit akustischem Spielzeug wie einer Rassel bereiten, auch ein Mobile über dem Bett oder dem Wickeltisch wird es sehr interessant finden.

Besonders faszinierend sind jetzt die verschiedenen Gesichter, die Ihr Baby zu sehen bekommt. Obgleich die typische "*Fremdelphase*" noch nicht begonnen hat, werden Sie möglicherweise schon beobachten, dass Ihr Kind eine Vorliebe für eine bestimmte Bezugsperson hat.

Freude, Ärger, Angst: Es hat keine Schwierigkeiten, seine Emotionen auszudrücken.

Ihr Baby liebt es, mit Ihnen auf seine Weise zu kommunizieren. Seine Stimme nutzt es immer öfter für unterschiedliche Laute und es freut sich, wenn Sie auf dieses "*Gespräch*" eingehen.

Sein Geruchs- und Geschmackssinn sind sehr gut ausgeprägt, eine Vorliebe hat Ihr Kind vermutlich für Süßes. Wenn Sie stillen, hat es bereits seine Erfahrungen mit unterschiedlichen Geschmacksrichtungen gemacht – abhängig davon, was Sie essen.

Im Rahmen der U4 wird sich der Kinderarzt ein Bild von der Entwicklung Ihres Kindes machen. Das betrifft das Hören und Sehen ebenso wie seine motorischen Fortschritte.

## Kapitel 2.2.4: Der vierte Monat: Endlose Neugierde

Mit weiteren zwei Zentimetern wächst Ihr Baby im vierten Monat nicht ganz so rasant wie in den Wochen zuvor. Das gilt auch für die Gewichtszunahme. Die Ursache dafür ist in seinem großen Bewegungsdrang zu suchen.

Die Drehung vom Rücken auf den Bauch klappt meist noch nicht von alleine. Dass dies überhaupt möglich ist, wird Ihr Kind vermutlich eines Tages durch Zufall feststellen. Wichtig in diesem Zusammenhang ist, dass Sie Ihr Kind auf dem Wickeltisch oder Sofa keinesfalls alleine liegen lassen. Es ist mittlerweile so agil und beweglich, dass es ständig Gefahr läuft, herunterzufallen.

Der Greifreflex verschwindet in den folgenden Wochen nahezu ganz. Mit beiden Händchen zupacken gelingt Ihrem Kind vermutlich schon recht gut – mit dem Loslassen hapert es allerdings noch ein wenig. Das werden Sie möglicher-weise schmerzlich feststellen, wenn Ihr Schatz sich kräftig an Ihren Haaren festhält ... Sehr ausgeprägt ist die Mund-Au-gen-Koordination. Alles, was Ihr Kind zu fassen bekommen, wird erst einmal mit dem Mund unter die Lupe genommen. Diese Art der Wahrnehmung funktioniert in dieser Zeit am besten. Bei der Wahl des Spielzeugs sollten Sie aus diesem Grund auf hochwertige Materialien zurückgreifen, die vor allem speichelfest sind und von denen sich keine Kleinteile lösen können.

Was sein Köpfchen betrifft, bewahrt Ihr Kind inzwischen eine ordentliche "*Haltung*".

Wenn Sie es hochheben und Ihr Baby festen Boden unter den Füßen spürt, wird es möglicherweise schon seine Beine kräftig durchdrücken: Auf diese Weise bereitet es sich darauf vor, eines Tages auf eigenen Füßen zu stehen und später auch zu laufen.

Seine Sehfähigkeit optimiert Ihr Kind immer weiter. Inzwischen kann es Sie aus größerer Entfernung sehen. Wie gut sein Gehör entwickelt ist, erkennen Sie daran, wie fein es auf Geräusche reagiert und sofort seinen Kopf in die entsprechende Richtung wendet.

Für den Durchbruch der ersten Zähne ist es im vierten Monat noch etwas früh. Allerdings machen sich die Beißerchen teilweise schon unangenehm im Kiefer bemerkbar. Vermehrtes Quengeln, stärkerer Speichelfluss und das Bedürfnis, auf allen möglichen Sachen herumzukauen, können weitere Hinweise darauf sein.

Durchschlafen wird Ihr Kind im vierten Monat sicherlich noch nicht. Zumindest aber hat es zum jetzigen Zeitpunkt schon einen festeren Schlafrhythmus gefunden, so dass Sie zwischendurch öfters mal eine Verschnaufpause einplanen können.

Beim Besuch des Kinderarztes steht in diesem Monat die erste wichtige Sechsfach-Impfung an. Diese bietet die Grundlage, um Ihr Kind vor Diphtherie, Tetanus, Keuchhusten, Haemophilus influenzae b (HIB), Kinderlähmung und Hepatitis zu schützen.

## Kapitel 2.2.5: Der fünfte Monat: Erste Persönlichkeitszüge

Im fünften Monat hat Ihr Kind sein Geburtsgewicht bereits verdoppelt. Meistens jedenfalls. Denken Sie bitte immer wieder daran, dass sich jedes Kind in seinem Tempo entwickelt.

Die Zeit, in der Ihr Baby reflexartig etwas tut, ist nun fast vorbei. Im Gegenzug arbeitet es konsequent daran, seine Fähigkeiten immer weiter auszubauen. Es kann nun schon relativ zielgerichtet nach Gegenständen greifen und sie festhalten. In der Bauchlage hält es sein Köpfchen für längere Zeit sicher und kann auch schon in den Unterarmstütz gehen.

Die Drehung vom Bauch auf den Rücken klappt möglicherweise schon ganz alleine. Umgekehrt ist es für viele Babys jedoch etwas schwieriger. Dafür hat es jetzt eine neue Übung in seinen Fitnessplan "*eingebaut*". Reichen Sie Ihrem Kind, wenn es sich in der Rückenlage befindet, doch einfach mal den Finger. Sie werden feststellen, dass es sich daran festhält und gerne schon in die Sitzposition zieht.

"*Hallo, da bin ich!*" Ihr Kind ist im fünften Monat auf dem besten Weg, seine eigene Persönlichkeit zu entdecken. Was es will oder auch eben nicht, wird es Ihnen zunehmend deutlicher vermitteln, zum Beispiel durch ein Lächeln oder auch durch ordentliches Genörgel.

Dank seines gut entwickelten Gehörs kann Ihr Baby sowohl Ihre von anderen Stimmen unterscheiden als auch unterschiedliche Stimmungen wie zum Beispiel Freude oder Ärger anhand des Tonfalls erkennen. Es hat Freude daran, selbst immer neue Laute zu bilden - und kann dabei schon eine ordentliche Lautstärke erreichen! Vielleicht reagiert Ihr Kind zu diesem Zeitpunkt bereits auf seinen eigenen Namen.

Als Folge dieser fortschreitenden Entwicklung von Gehör und auch Sehvermögen zeigen sich in dieser Phase mitunter erste Anzeichen des Fremdelns. Ihr Kind ist in der Lage, vertraute von weniger vertrauten Personen zu unterscheiden.

Ihr Kind begreift nach und nach, dass Gegenstände, die Sie zum Beispiel spielerisch hinter Ihrem Rücken oder unter einem Tuch verstecken, nicht tatsächlich verschwunden sind, sondern wieder auftauchen, sobald Sie sie dort hervorholen. Forscher bezeichnen diese für Ihr Kind neue Erkenntnis mit dem Fachbegriff Objekt-Permanenz.

Im Laufe des fünften Monats ist die Auffrischung der Sechsfach-Impfung erforderlich.

## Kapitel 2.2.6: Der sechste Monat: Die ersten Zähne

Durchschnittlich 1,5 Zentimeter wächst Ihr Kind im Laufe des sechsten Monats und es nimmt etwa 400 Gramm an Gewicht zu.

Mit fast einem halben Jahr ist es nun sehr agil und gelenkig. Der Wechsel von der Bauch- in die Rückenlage und zurück sollte nun schon recht gut klappen. Ihr Baby nutzt diese neu hinzugewonnene Technik auch gerne, um sich rollend durchs Zimmer zu bewegen.

In der Rückenlage findet Ihr Baby es super, wenn es ihm gelingt, seine eigenen Füße zu fassen oder auch die Zehen in den Mund zu stecken. Spielsachen, die es greift und festhält, kann es nach und nach auch von einer Hand in die andere wechseln. Oder es nimmt einen zweiten Gegenstand hinzu, ohne den ersten fallenzulassen.

Mit Daumen und Zeigefinger, dem sogenannten Pinzettengriff, gelingt es ihm bald, kleinere Dinge aufzunehmen. Wann Kinder alleine und frei sitzen können, ist individuell verschieden. Vor Ende des sechsten Monats sollten Sie jedoch nicht damit rechnen. Wenn Babys Muskulatur stark genug ist, dann klappt es eines Tages von alleine.

Ist Ihr Baby an etwas besonders interessiert und möchte es haben, zeigt es mit dem Finger darauf.

Im Laufe des sechs Monats brabbelt Ihr Kind gerne und viel vor sich hin und versucht, Sie nachzuahmen. Das Wiederholen von Silben wie *"Da-da-da"* oder *"Na-na-na"* werden Sie vermutlich jetzt häufig zu hören bekommen.

Sein Sehvermögen ist mit knapp sechs Monaten sehr gut entwickelt. Ihr Kind hat jetzt die Fähigkeit, auch dreidimensional zu sehen. Das erleichtert es ihm, Entfernungen besser abzuschätzen.

Mit sechs Monaten sind nicht selten die ersten Zahnspitzen zu erkennen. Zunächst brechen in der Regel die unteren mittleren Schneidezähne durch.

Dem Geschmacks- und Geruchssinn Ihres Babys kommt ab dem sechsten Monat noch in anderer Hinsicht eine wichtige Bedeutung zu: Zu diesem Zeitpunkt wird Ihr Baby zum ersten Mal andere Nahrung als ausschließlich (Mutter-)Milch zu sich nehmen. Sie beginnen mit der Einführung der Beikost (s. Kapitel 5 *"Die perfekte Ernährung"*).

Bei der nächsten Vorsorge-Untersuchung, der U5, wird der Kinderarzt Ihr Baby gründlich durchchecken.

## Kapitel 2.2.7: Der siebte Monat: Das erste Sit-in

Ihr Baby wächst im siebten Monat munter weiter, wenn auch nicht mehr ganz so schnell wie in den ersten Wochen. Etwa 1,5 Zentimeter dürften es in etwa sein. Dafür wird es zunehmend kräftiger. Ein erneutes Plus von 400 Gramm ist auch im siebten Monat durchaus möglich.

Wenn Sie bereits mit der Einführung der Beikost begonnen haben, dann ist es natürlich am schönsten, wenn Ihr Baby seine Mahlzeiten künftig mit am Familientisch einnehmen kann. Und genau diese Entwicklung zeichnet sich in den kommenden vier Wochen ab. Die Muskulatur von Nacken und Rücken ist mittlerweile so kräftig, dass Ihr Kind schon eine kleine Weile frei sitzen kann. Dabei ist es verständlicherweise noch etwas wackelig und sitzt mit rundem Rücken. Daher sollten Sie seine Zeit im Hochstühlchen auf jeden Fall auf ein Minimum begrenzen.

Die Sehfähigkeit Ihres Kindes verbessert sich im siebten Monat noch weiter. Nicht nur die unterschiedlichen Farben kann es jetzt verstärkt wahrnehmen, sondern auch verschiedene Nuancen der Helligkeit unterscheiden.

Um Neues zu entdecken und Gegenstände zu untersuchen, wird Ihr Baby immer öfter seine Hände anstelle des Mundes nutzen. Und was man mit den Spielsachen alles machen kann: Drehen, wenden, gegeneinander schlagen, runterfallen lassen ... Spannend ist jetzt auch sein eigenes Spiegelbild. Vielleicht erkennt Ihr Kind noch nicht, dass es sich selbst sieht. Aber auf jeden Fall ist es faszinierend, Mimik und Gesichtszüge des kleinen *"Unbekannten"* genau zu studieren.

Wenn Sie Ihr Kind mit seinem Namen ansprechen, wird es wahrscheinlich umgehend reagieren: mit viel Mimik und ganz unterschiedlichen Lauten.

Seine Mobilität nimmt immer weiter zu. Erst robben, dann krabbeln: Diese Reihenfolge ist übrigens genauso wenig in Stein gemeißelt wie der Moment, in dem sich Ihr Baby buchstäblich *"auf den Weg macht"*. Manche Babys sind damit deutlich fixer als andere. Und genauso gibt es Kinder, die aufs Krabbeln ganz verzichten und vom Robben direkt zum Laufen hinüberwechseln; oder das Robben wird komplett übersprungen.

Damit es sich motorisch bestmöglich entwickeln und seinem Bewegungsdrang nachgeben kann, sollten Sie es nicht zu oft und zu lange in eine Babywippe setzen. Eine weiche Babydecke auf dem Boden ist dafür wesentlich besser geeignet.

Eine stärkere Mobilität bringt immer neue Gefahren mit sich. Um Ihr Kind zu sensibilisieren, ist dann und wann ein warnendes *"Nein"* durchaus angebracht. Und Ihr Kind ist nun alt genug, um die Bedeutung dieses Wortes richtig zu verstehen.

In diesem Alter macht es übrigens durchaus Sinn, über den Besuch einer Krabbelgruppe nachzudenken. Nicht nur für Ihr Baby wird es hochinteressant sein, andere Altersgenossen kennenzulernen. Auch Sie können bei dieser Gelegenheit mit anderen Müttern in Kontakt treten und sich austauschen.

## Kapitel 2.2.8: Der achte Monat: Auf die Plätze, fertig, krabbeln!

Im achten Monat ist so manches Baby kaum noch zu halten. Hat es in den Wochen zuvor oft vergeblich versucht, vorwärts zu kommen, so wird ihm das nun nach und nach gelingen. Aber: Wir können nicht oft genug darauf hinweisen, dass gerade der Zeitpunkt, ab wann Babys sich fortbewegen, individuell sehr verschieden ist. Vielleicht schafft Ihr Baby es im achten Monat, in den Vierfüßlerstand zu kommen. Wenn ja, dann ist das Krabbeln nicht mehr weit. Möglicherweise bleibt Ihr Kind aber auch gerne noch gemütlich auf seiner Decke liegen und rollt sich nur ein bisschen hin und her.

Achtgeben sollten Sie auf jeden Fall, wenn Ihr Baby ein Schnellzünder ist und sich mit acht Monaten bereits an der Tischkante oder anderen Möbelstücken hochzieht: Die Muskulatur ist noch nicht sehr stabil, so kann es sein, dass es genauso plötzlich nach hinten umkippt, wie es sich hingestellt hat. Hier besteht Verletzungsgefahr! Das vorsichtige Absetzen lernt Ihr Kind nämlich erst später!

Ob sich Ihr Baby wehgetan hat oder nicht, erfahren Sie in solchen Situationen übrigens oft erst einige Momente später. Das Schmerzempfinden Ihres kleinen Schatzes ist noch nicht ganz ausgereift. Daher ist es wahrscheinlich, dass er erst einige Sekunden später anfängt zu weinen.

Auch, wenn Ihr Kind jetzt ein riesiges Interesse an seiner Umwelt hat und auch gerne mal eine Zeitlang für sich alleine spielt, ist es enorm wichtig, dass Sie ihm genug Aufmerksamkeit schenken. Das gibt ihm emotionalen Halt und Sicherheit.

Ihr Baby ist im achten Monat intensiv mit der Weiterentwicklung seiner sprachlichen Fähigkeiten beschäftigt, brabbelt und lacht sehr viel.

Der Entdeckerdrang Ihres kleinen Lieblings macht auch vor seinem Essen nicht Halt. Wundern Sie sich also bitte nicht, wenn Ihr Kind lieber mit den Fingern im Brei matscht, anstatt zu essen. Möglicherweise hilft es, wenn Sie Ihrem Kind den Löffel direkt in die Hand geben. Ein Versuch wäre es auf jeden Fall wert. Sind Sie unsicher und haben Sie das Gefühl, dass Ihr Kind zu wenig isst und nicht genug an Gewicht zunimmt, sprechen Sie ruhig Ihren Kinderarzt darauf an.

Im achten Monat erreicht das *"Fremdeln"* nicht selten einen Höhepunkt.

## Kapitel 2.2.9: Der neunte Monat: Auf zu neuen Ufern!

Vorwärts, rückwärts, seitwärts: Es ist Ihrem Baby ganz egal wie, Hauptsache es kommt von der Stelle. Der neunte Monat steht ganz im Zeichen der Mobilität.

In den kommenden Wochen bis zu seinem ersten Geburtstag wächst Ihr Baby nicht mehr ganz so schnell wie bisher - etwa einen Zentimeter pro Monat. Und auch mit Blick auf das Gewicht geht es Ihr kleiner Schatz etwas gemächlicher an, circa 250 bis 300 Gramm sind es pro Monat.

Ihr Baby kann nun schon recht gut frei sitzen und sich dabei nach vorne beugen, auch beim Hochziehen an Möbelstücken trainiert es sein Gleichgewicht. Vorsicht: In seinem Gitterbett kann es sich jetzt vermutlich ebenfalls schon hinstellen. Achten Sie unbedingt darauf, dass Sie den Lattenrost in die unterste Position bringen. Ansonsten läuft Ihr Kind Gefahr, über das Gitter zu stürzen!

Zu Hause ist jetzt fast nichts mehr vor Ihrem Kind sicher. Bitte sorgen Sie dafür, dass Schränke und Schubladen mit "*gefährlichem*" Inhalt von Ihrem Kind nicht alleine geöffnet werden können. Im Gegenzug könnten Sie ihm gezielt eine Schublade zur Verfügung stellen, in der Sie spieltaugliches Alltagszubehör verstauen und an der sich Ihr Kind "*selbst bedienen*" darf. Plastikschüsseln, ein ausrangierter Schneebesen oder Ähnliches werden Ihr Kind in dieser Phase begeistern.

Ihr Baby nutzt seinen Tastsinn und die Fertigkeiten seiner kleinen Finger, um Gegenstände ganz genau zu erkunden und ineinander zu stecken. Eigentlich eine schöne Sache – dennoch nicht unproblematisch. Kleine Gegenstände von der Größe einer Erbse könnte es sich nämlich nicht nur in den Mund, sondern auch in die Nase oder in die Ohren stecken – einfach so, um zu probieren, ob es funktioniert. Da Sie sicherlich kein Interesse verspüren, an einem Samstagmittag den HNO-Notdienst aufzusuchen, weil Sie die Erbse nicht mehr aus seiner Nase bekommen, dann sollten Sie jetzt vorsorgen ...

Sprachlich hat Ihr Kind bereits große Fortschritte gemacht. Das gilt insbesondere für das Sprachverstehen. Auch, wenn es zum jetzigen Zeitpunkt meist noch keine korrekten Wörter spricht, so kann es Sie doch gut verstehen. Schauen Sie sich gemeinsam ein Bilderbuch an und bitten Sie Ihr Kind,

Ihnen einen Ball oder einen "*Wauwau*" zu zeigen. Sie werden überrascht sein, was es schon alles weiß!

## Kapitel 2.2.10: Der zehnte Monat 10: Stand up!

Der Bewegungsdrang Ihres Kindes steht im zehnten Monat weiter im Mittelpunkt. Viele Kinder ziehen sich jetzt an Möbeln hoch und laufen langsam daran entlang. Die ersten Schritte machen sie, ohne sich festzuhalten: Das trauen sich derzeit noch wenige. Auch das Hinsetzen muss Ihr Kind noch viel üben, wenn es nicht ständig nach hinten plumpsen möchte.

Motorische Fähigkeiten und das Wachstum Ihres Kindes wird der Kinderarzt auch bei der U6 zwischen dem zehnten Monat und dem ersten Geburtstag im Auge behalten.

Am Familientisch greift Ihr Kind vielleicht schon alleine zum Löffel und steckt ihn in den Mund: Schließlich will es Ihnen zeigen, was es schon kann! Auch einen leichten Trink-becher mit Griffen kann es jetzt schon gut festhalten.

Wenn es etwas nicht mag, sagt es das inzwischen deut-lich: Das Wort "*Nein*" versteht es nicht nur aus Ihrem Mund, es kann damit auch selber ausdrücken, wenn ihm etwas nicht passt.

Die Kommunikation bereitet Ihrem Kind mit zehn Mona-ten große Freude. Sehr gerne "*liest*" es mit seinen Händen in anderen Gesichtern. Wundern Sie sich also nicht, wenn es Ihnen mit Begeisterung ins Gesicht patscht. Ausgeprägt ist jetzt zudem sein Nachahmungstrieb. Überlegen Sie sich also bitte immer mal wieder, welche Ihrer Angewohnheiten nachahmenswert sind und welche eher nicht ...

Möglicherweise kämpft Ihr Kind in dieser Entwicklungsphase mit Trennungsängsten. Umso wichtiger ist es, dass
es zu Ihnen und seinen engsten Bezugspersonen eine verlässliche Bindung aufgebaut hat. Das hilft ihm dabei, diese
Ängste rasch zu überwinden, zum Beispiel wenn Sie über
den Wiedereinstieg in den Beruf nachdenken und Ihr Kind
in einem Kindergarten oder von einer Tagesmutter betreut
werden soll.

## Kapitel 2.2.11: Der elfte Monat: Jetzt kommt der schnellste Läufer der Welt

Optisch hat sich Ihr Kind im Laufe der vergangenen
Wochen deutlich verändert. Wahrscheinlich wird sein Gesicht
inzwischen etwas schmaler sein. Und auch die Haare erreichen im elften Monat nicht selten eine beachtliche Länge.

Das Hauptaugenmerk Ihres Kindes liegt darauf, seine
Fortbewegung weiter zu optimieren. Krabbeln, hochziehen,
an Möbeln entlanglaufen – vieles klappt nun immer besser.
Mit seinen kleinen Fingern drückt es gerne auf allen mög-
lichen Knöpfen und Tasten herum. Bitte Vorsicht an der
Stereoanlage!

Wenn Ihr Kind ein bestimmtes Spielzeug haben möchte
oder etwas anderes sein Interesse weckt, wird es mit seinem
Zeigefinger darauf deuten – nicht selten verbunden mit
einem "*Da!*". Neben einem "*Mama*" oder "*Papa*" wird Ihr Kind
Sie vielleicht mit eigenen Wortschöpfungen überraschen.
Nicht immer werden Sie die Bedeutung sofort verstehen,
aber mit etwas Geduld haben Sie schon bald Übung darin.
Oder hätten Sie auf Anhieb gewusst, dass sich hinter dem
Wort "*Tatto*" keine Tätowierung verbirgt, sondern der Hin-
weis auf den "*Traktor*" des Landwirtes von gegenüber ...?

Ihr Kind hat inzwischen verstanden, dass Sie zwischendurch ruhig von der Bildfläche verschwinden können – aber trotzdem wohlbehalten zu einem späteren Zeitpunkt wieder auftauchen. Auch Ihr Kind ist im Laufe des elften Monats mehr und mehr auf Unabhängigkeit bedacht. Da Sie nicht immer in Reichweite sein können, entwickelt es möglicherweise eine enge Bindung zu einem bestimmten Kuscheltier oder zu einem Schmusetuch, das ihn auf seinen "*Alleingängen*" stets treu begleitet.

Seine Grifftechnik hat Ihr kleiner Schatz weiter verfeinert. Anstelle des Pinzettengriffs nutzt es nun den sogenannten Zangengriff, um kleinere Gegenstände vom Boden aufzuheben. Dabei sind Daumen und Zeigefinger nicht mehr gestreckt, sondern leicht gekrümmt.

Wenn nicht alles so läuft, wie Ihr Kind sich das vorstellt, verleiht es seinem Ärger Luft. Und der kann in dieser Zeit durchaus in einen ersten Wutanfall ausarten.

## Kapitel 2.2.12: Der zwölfte Monat: Selbst ist das Baby

Jetzt ist es soweit: Der erste Geburtstag naht! Das ist natürlich ein Grund zum Feiern. Aber bitte übertreiben Sie es in puncto Geschenke nicht. Besonders begehrt ist in diesem Alter alles, was sich bewegen lässt, zum Beispiel Bälle in allen Farben und Größen oder Spielzeug zum Nachziehen. Oder wie wäre es mit Kinderliedern zum Mitsingen oder einem kleinen, robusten Spielzeug-Instrument?

Bis zum Ende des zwölften Monats hat Ihr Kind sein Geburtsgewicht im Schnitt verdreifacht. Wenn es sich festhält, kann es inzwischen sicher stehen. Einige Kleinkinder

– richtig gelesen, vom ersten Geburtstag an ist Ihr Kind offiziell kein Baby mehr! – wagen jetzt bereits die ersten freien Schritte. Ihr Kind ist jetzt in der Lage, auch Treppen zu überwinden, in dem es auf allen Vieren hinauf und hinunter krabbelt. Abwärts sollte Ihr Kind möglichst rückwärts klettern. Das "*Treppenkrabbeln*" bedarf allerdings einiger Übung und dabei sollten Sie Ihr Kind nicht alleine lassen.

Das Seh- und Hörvermögen Ihres Kindes ist rund um den ersten Geburtstag sehr gut ausgeprägt.

Nachts werden Sie – hoffentlich! – auch wieder zur Ruhe kommen. Ihr Kind ist im zwölften Monat in der Lage, bis zu sieben Stunden an einem Stück zu schlafen.

Wenn Ihr Kind etwas gut macht, loben Sie es bitte! Das gibt ihm Sicherheit und stärkt sein Selbstvertrauen – eine wichtige Voraussetzung, um ein eigenständiger kleiner Entdecker zu werden. Manche Kinder begreifen rund um den ersten Geburtstag schon, dass sie sich bei einem Blick in den Spiegel selbst betrachten.

Groß ist auch die Zeitspanne, in der Ihr Kind beginnt, richtige Wörter zu sprechen. Oft klingt das "*Mama*" oder "*Papa*" zu diesem Zeitpunkt schon recht deutlich. Manche Kinder erwecken hingegen den Eindruck, sie könnten auch ohne Sprache auskommen. Lassen Sie sich bitte nicht verunsichern. Möglicherweise gehört Ihr Kind zu denjenigen, die Sie eines Tages wie aus dem Nichts mit einem akkuraten Drei-Wort-Satz überraschen. Und machen Sie sich stets bewusst: Jedes Kind hat seine Stärken. Vielleicht lernt es erst später sprechen, dafür beeindruckt es die Verwandtschaft damit, wie sicher es am Tisch schon mit dem Löffel speisen kann. Vergleiche zwischen verschiedenen Kindern bringen also nicht wirklich viel. Also, lassen Sie es am besten gleich sein.

Apropos Essen: Mit Ende des ersten Lebensjahres darf Ihr Kind gerne eine ausgewogene und gesunde Familienkost am Tisch mitessen. Vom Fläschchen sollten Sie sich jetzt bald am besten verabschieden. Wenn Sie stillen, können Sie das ruhig noch eine Zeitlang weiter fortsetzen. Voraussetzung dafür ist, dass es auch für Sie selbst in Ordnung ist. So manch eine Mutter ist nämlich zu diesem Zeitpunkt froh, wenn sie sich diesbezüglich ein zweites Mal von ihrem Kind "*abnabeln*" kann. Sie können also mit gutem Gewissen auch abstillen.

# Kapitel 3: Vom ersten bis zum dritten Jahr

Herzlichen Glückwunsch, liebe Eltern! Sie haben das erste Jahr mit Baby hoffentlich gut überstanden, sind an Ihren neuen Aufgaben gewachsen und nun stolze Mama und stolzer Papa eines robusten zwölf Monate alten Kindes. Wir sind fast geneigt zu sagen, dass Sie die Zeiger der Uhr nun einmal komplett zurückstellen können. Denn mit Beginn des zweiten Lebensjahres wartet eine ganze Reihe neuer Herausforderungen auf Sie.

In den vergangenen zwölf Monaten stand vor allem die körperliche Entwicklung Ihres Kindes im Mittelpunkt. Wächst und "*gedeiht*" es richtig, nimmt es genug zu? In den kommenden Jahren rückt seine geistige Entwicklung zunehmend in den Fokus. Wobei: Getrennt voneinander lässt sich beides gar nicht betrachten. Die Art und Weise, wie Ihr Kind denkt, ist ausgesprochen komplex und eng mit anderen Bereichen verbunden, beispielsweise mit der Motorik, dem Sprechen und der Sinneswahrnehmung Ihres Kindes.

Gerade deshalb aber haben Sie vielfältige Möglichkeiten, Ihr Kind zu fördern und zu unterstützen. Den ersten drei Jahren kommt hier eine ganz besondere Bedeutung zu. In dieser Zeit werden die Grundlagen gelegt – für seine seelische Gesundheit ebenso wie für seine Intelligenz.

Seien Sie als feste und verlässliche Bezugsperson an seiner Seite – Ihr Kind wird es Ihnen eines Tages danken. Mütter verhalten sich im Umgang mit ihrem Kind in vielen

Dingen instinktiv. Sie sind sehr empathisch, fühlen sofort mit ihrem Schützling mit, wenn etwas nicht stimmt. Und ein *"Zuviel"* an Zuneigung gibt es nicht! Eine verlässliche und feste Bindung ist für Ihr Kind die beste Voraussetzung, um ein selbstbewusster Weltentdecker zu werden.

Und auch Sie als Papa sind ein wichtiger Faktor. Sie reagieren in vielen Situationen ganz anders und haben Ihre eigene Art, mit dem Kind umzugehen. Und davon profitiert Ihr Nachwuchs in hohem Maße. Also: Zu zweit sind Sie für Ihr Kind ein unschlagbares Doppel!

Aber nicht immer verläuft das Leben geradlinig. Es gibt Ecken, Kanten – und nicht selten entscheidet sich ein Partner dafür, mit dem Kind einen eigenen Weg zu gehen. Oder ein Schicksalsschlag bestimmt, dass Mama oder Papa den Zwerg künftig alleine großziehen muss. Nicht einfach. Doch es gibt Wege, wie Sie auch diese Situation erfolgreich meistern können (s. das Kapitel *"Ohne Partner ein Baby großziehen – How to"*)

Das Bewusstsein, dass eine Trennung von Mama oder Papa in der Regel nur vorübergehend ist, erreicht Ihr Kind im Alter von etwa drei Jahren. Nicht ohne Grund ist dies der Zeitpunkt, an dem die meisten Kinder erstmals eine Betreuungseinrichtung besuchen. Aber: Berufliches Engagement, die Sorge, im Job benachteiligt zu werden, oder finanzielle Gründe veranlassen viele Mütter, Ihr Kind schon deutlich früher in eine Kita oder zur Tagesmutter zu bringen.

In dieser Situation sollten Sie bei der Wahl der Einrichtung besonders darauf achten, dass Ihr Nachwuchs nach Möglichkeit eine feste Bezugsperson vorfindet. Auch kleinere Gruppen sind von Vorteil. Tagesmütter können hier eine gute und sinnvolle Alternative sein, nicht zuletzt deswegen, weil sie oft flexiblere Betreuungszeiten anbieten.

Gegen Ende des ersten Lebensjahres kommt irgendwann der Punkt, an dem Sie merken, dass Sie Ihrem Kind nun unbedingt Grenzen setzen müssen. Also, jetzt sind Sie als Erziehungsexperten gefragt. Aber wie geht das, "*richtig*" zu erziehen? Und gibt es auch eine "*falsche*" Erziehung? Diesen Fragen möchten wir in den folgenden Kapiteln nachgehen. Vorweg: Bei der Art und Weise, wie Sie Ihr Kind erziehen, gibt es kaum den einzigen und ultimativen Weg. Jedes Kind ist einzigartig, jede Familie ganz individuell. Erziehung ist also eine Gratwanderung. Wichtig ist jedoch, einige Grundregeln aufzustellen und diese konsequent umzusetzen.

Und ja, es gibt auch "*falsche*" Erziehung: Zu viel Druck, Drohungen, Aggressivität oder gar Handgreiflichkeiten haben in der Erziehung nichts zu suchen. Derartige Maßnahmen zeigen, wenn überhaupt, nur kurzfristige Wirkung und erzeugen nicht selten genau das Gegenteil. Ganz abgesehen von den mittel- und langfristigen Folgen für die persönliche Entwicklung und das Verhalten des Kindes.

# Kapitel 3.1: Wann beginnt die Erziehung?

Fröhlich krabbelt Ihr kleiner Schatz durch die Küche, zieht sich gekonnt am Küchentisch hoch und streckt seine kleine Hand nach dem Obstmesser aus, mit dem Sie gerade den Apfel kleingeschnitten haben. In Sekundenschnelle schnappen Sie sich das Messer, schauen Ihr Kind streng an und sagen deutlich: *"Nein!"* Jetzt wissen Sie, wann die Erziehung beginnt.

Zumeist gegen Ende des ersten Lebensjahres ist Ihr Kind so aktiv und neugierig, dass nichts mehr vor ihm sicher ist. Selbst, wenn Sie Ihr Zuhause weitestgehend kindersicher gemacht haben, müssen Sie nun ständig auf der Hut sein. Das verlangt Ihnen in den kommenden Monaten und Jahren eine ordentliche Portion Geduld ab. Denn Sie können davon ausgehen, dass Ihr Schatz weit mehr als nur eine Aufforderung benötigt, um den Sinn eines einzigen Verbotes zu verinnerlichen.

Daher ist es wichtig, dieses *"Nein!"* in derselben Situation zu wiederholen. Und bleiben Sie dabei unbedingt ernst. Wenn Sie lächeln oder gar lachen müssen, wird auch Ihr Kind davon ausgehen, dass alles ja gar nicht so schlimm ist.

Während Sie Ihr Kind mit einem deutlichen *"Nein!"* in brenzligen Situationen schützen, können Sie zugleich richtiges Verhalten mit einem dicken Lob unterstützen. Hat es zum Beispiel das Bilderbuch oder Feuerwehrauto nach dem Spielen ordentlich zurück an seinen Platz gelegt, belohnen Sie Ihr Kind mit lobenden Worten oder einer Extra-Kuscheleinheit. Das merkt es sich mit Sicherheit gerne!

Je weniger Regeln Sie am Anfang umsetzen, desto einfacher hat es Ihr Kind. Sonst könnte es passieren, dass ein "*Nein!*" auf Dauer seine Wirkung verliert. Wichtig ist aber, dass Sie die Einhaltung dieser wenigen Vorgaben konsequent durchsetzen. Soll Ihr Kind also nicht mit den Fingern auf die Herdplatte greifen, heben Sie es sofort weg, sobald es sich dem Ort des Geschehens nähert. Begleiten können Sie dieses Verbot mit altersgerechten Erklärungen, wie zum Beispiel "*Aua! Heiß!*"

Zugleich sollten die von Ihnen aufgestellten Regeln und Verbindlichkeiten für alle gelten – auch für Geschwister! Und nicht zuletzt: Sie sind ein Vorbild! Wenn Sie von Ihrem Kind ein bestimmtes Verhalten erwarten, dann setzen Sie dies selbst entsprechend um! Das gilt nicht nur für Dinge wie Ordnung halten oder Benimmregeln am Familientisch. Auch den Umgang mit Auseinandersetzungen muss Ihr Schatz lernen. Regeln Sie Streit mit dem Partner oder älteren Geschwistern sachlich und ohne Gebrüll. So wird auch Ihr kleiner Racker auf Dauer begreifen, dass er nicht gleich mit der Schaufel auf seinen Spielkameraden losgehen muss, wenn ihm etwas nicht passt.

# Kapitel 3.2: Was für Spätfolgen kann eine falsche Erziehung erzeugen?

Selbstbewusst, neugierig und aufgeschlossen und voller Vertrauen auf die eigenen Fähigkeiten: Wenn Ihr Kind mit diesen Eigenschaften seine Welt entdeckt, dann haben Sie vermutlich ganz viel richtig gemacht. Eine sichere und vertrauensvolle Bindung mit klaren Strukturen, Liebe, Aufmerksamkeit und positive Vorbilder spielen in diesem Zusammenhang eine wichtige Rolle. Umgekehrt können sich bestimmte Verhaltensweisen, die Ihr Kind insbesondere während seiner ersten Lebensjahre erlebt, negativ auf seine persönliche Entwicklung auswirken. Und das nicht nur kurzfristig, sondern dauerhaft.

Fühlt sich Ihr Kind nicht geborgen und geliebt, geben Sie ihm nicht das Vertrauen, das es benötigt, so wird es sich im späteren Verlauf selbst sehr schwer tun, Vertrauen zu fassen und zuverlässige Bindungen aufzubauen.

Nicht nur fehlendes Vertrauen kann Kinder verunsichern. Ständiges Gebrüll, Aggressivität, Drohgebärden, Gewalt: Ist Ihr Kind derartigem Verhalten auf Dauer ausgesetzt, wird es ihm vermutlich schwerfallen, eigenes Selbstbewusstsein zu entwickeln. Es wird ängstlich, leidet an Minderwertigkeitsgefühlen. Vielleicht nimmt es auch selbst aggressives Verhalten an.

Nicht zuletzt sollten Sie als Eltern nicht überängstlich sein und versuchen, Ihr Kind vor allem zu beschützen. Es muss erkennen, dass auch negative Emotionen zum Leben gehören und man diese aushalten muss. Aus Niederlagen und Enttäuschungen kann man schließlich lernen. Wichtig ist in diesem Zusammenhang, wie Eltern und Kinder gemeinsam damit umgehen.

## Kapitel 3.2.1: Wo beginnt Gewalt und was tun wir dem Kind damit an?

Ein kleiner Klaps auf den Popo kann doch nicht schaden, oder?! Was bedeutet eigentlich gewalttätig, wo fängt Gewalt an? Handgreiflichkeiten, verbale Aggressivität, Ignoranz: Gewalt gegen Kinder hat viele Gesichter.

Der Klaps auf den Po: Oft ist er nicht geplant, nicht zielgerichtet, sondern geschieht mehr aus einer Überforderung heraus. Das Kind schreit, schlägt, spuckt vielleicht sogar – es lässt sich einfach nicht beruhigen. Zugleich sorgen andere Geschwister in der Nähe für Unruhe, es gibt Ärger mit dem Partner, im Job: Der Stresspegel steigt unablässig. Bis sich die Überforderung, weil das Kind partout nicht hören mag, im Schlag auf den Popo entlädt.

Die Gefahr einer solchen Situation besteht vor allem darin, dass die Hemmschwelle sinkt und es in der Folge zu Wiederholungen kommt. Eine Gewaltstudie an der Universität Bielefeld 2013 ergab, dass etwa ein Viertel der 900 befragten Kinder und Jugendlichen in Deutschland zu Hause oft oder regelmäßig körperlicher Gewalt durch Erwachsene ausgesetzt ist. Und diese Gewalt ist nicht auf sozial schwache Schichten begrenzt, sondern kommt demnach in allen Bevölkerungsschichten vor. Die Intensität der Gewalt sowie die Häufigkeit sind bei sozial benachteiligten Familien allerdings deutlich höher: Fast ein Drittel der sechs- bis elfjährigen Kinder berichtet davon.

Bei Jugendlichen (zwölf bis 16 Jahre) erwiesen sich die sozialen Unterschiede im Rahmen der Studie als deutlich schwächer. Hier berichteten mehr als 22 Prozent der Befragten aus sozial schwachen Familien über Gewalterfahrungen, immerhin 17,9 Prozent waren es bei den Besserverdienenden. Mit knapp 13 Prozent waren derartige Vorkommnisse in Mittelschicht-Familien am seltensten.

Doch Gewalt gibt es nicht nur in Form von Handgreiflichkeiten. Unterdrückung und Erniedrigung können sich auch verbal manifestieren. Dumm, zu nichts zu gebrauchen: Solchen Äußerungen sah sich der Studie zufolge rund ein Drittel der Kinder aus sozial schwachen Schichten ausgesetzt. Mit 28 Prozent nur etwas weniger waren es in Mittelschicht-Familien, 22 Prozent der Sechs- bis Elfjährigen in privilegierten Haushalten. Vergleichbare Erfahrungen machten auch die Jugendlichen.

Wenn Sie versuchen, Ihr Kind mit Gewalt zu erziehen – seien es verbale oder körperliche Erniedrigungen –, so werden Sie das Gegenteil erreichen und zugleich die Persönlichkeitsentwicklung Ihres Kindes nachhaltig schädigen. Versagensängste, Frust, mangelndes Selbstwertgefühl können die Folge sein.

Nicht minder dramatisch sind die Folgen, wenn Kinder körperliche Gewalt gegen ein Elternteil erleben oder permanent dem aggressiven Streiten von Mama und Papa ausgesetzt sind. Eine Umgebung voller Angst kann verschiedenste körperliche Symptome hervorrufen. Schlaf- oder Essstörungen, Schwierigkeiten in der Schule: Manch ein Kind fängt wieder an, ins Bett zu machen. Nicht zuletzt können Kinder in späteren Partnerschaften selbst aggressiv werden, wenn sie Gewalt als Mittel der Wahl begreifen.

## Kapitel 3.2.2: Gutes oder schlechtes Vorbild?

Sie möchten, dass Ihr Kind zwischendurch öfters einen Apfel isst – anstatt eines Schokoriegels? Sie mögen es nicht, wenn sich Ihre Töchter Schimpfwörter an den Kopf werfen und hätten es lieber, wenn die Geschwister ihren Streit friedlich beilegen? Dann leben Sie es Ihnen vor!

Bis zum Alter von etwa fünf bis sechs Jahren haben Eltern viel Spielraum, wenn es darum geht, Ihren Kinder ein Vorbild zu sein. Denn Kinder lernen durch Nachahmung. Und bis zu diesem Zeitpunkt sind die lieben Kleinen in dieser Hinsicht besonders aufnahmefähig.

Vermutlich ist es Ihnen nicht bewusst, aber Ihr Kind beobachtet Sie. Damit meinen wir nicht, dass es Sie buchstäblich rund um die Uhr mit seinen Augen fixiert. Es geht vielmehr darum, dass Ihr Nachwuchs Ihr Verhalten nachahmt. Das ist wichtig, denn, um sich in seiner neuen Welt zurechtzufinden, benötigt Ihr Nachwuchs Orientierung. Und wer könnte da besser die entscheidenden Impulse liefern als Sie? Das Nachahmen beginnt bei alltäglichen Gewohnheiten wie dem Essen und Trinken. Es umfasst komplette Handlungsabläufe, betrifft Sprache und Ausdruck ebenso wie Ihr zwischenmenschliches Verhalten. Wie ein Schwamm saugt Ihr Kind die Informationen auf, die es bekommt. Um sie dann im passenden Moment wiederzugeben. Also, wenn Sie so wollen: "*Copy and paste*". Die Problematik für Sie als Eltern besteht zumeist darin, dass Sie zwar wissen, wie Sie sich in bestimmten Situationen am besten verhalten – es aber aus unterschiedlichsten Gründen nicht tun.

Eine "*Vorbildfunktion*" im erweiterten Sinne übernehmen auch die Medien. Sie sollten sich aber bewusst sein, dass das unmittelbare Vorleben von Verhaltensweise durch die nächsten Bezugspersonen für die Kinder einen viel höheren Nachahmungswert besitzt als Informationen, die sie über Fernsehen, Smartphone und Co. erhalten (s. dazu das Kapitel "*Das digitale Verhängnis des 21. Jahrhunderts*")

Also, nutzen Sie die vielfältigen Möglichkeiten der Einflussnahme und seien Sie Ihrem Kind von Anfang an ein Vorbild – ein gutes, versteht sich!

## Kapitel 3.2.3: Das Kind als gesellschaftliches Symbol

Mein Haus, mein Garten, mein Job – mein Kind?! Der Wunsch, eine Familie zu gründen, ist für viele Paare ganz selbstverständlich mit einem erfüllten Leben verbunden. Und natürlich möchten wir nur das Beste für unser Kind. Wir wollen es fördern und vorbereiten auf all das, was unseren Nachwuchs in seinem späteren Leben erwartet - insbesondere in beruflicher Hinsicht. Aber was bedeutet optimale Förderung? Wir haben in den vorangegangenen Kapiteln viel darüber gesprochen, wie wichtig gerade die ersten Jahre im Leben unserer Kinder sind.

Musikalische Früherziehung, Kinderturnen, Ballett und Klavierstunde, danach noch rasch zum Englischunterricht und zur Malschule: So manch ein Vierjähriger benötigt bereits seinen eigenen Terminkalender. Zeit, um sich nachmittags mit Gleichaltrigen in der Sandkiste zu verabreden, bleibt da kaum noch. Ist das noch optimal? Der Wunsch, für das Kind bestmögliche Voraussetzungen zu schaffen, darf nicht zum Selbstzweck ausufern. Schließlich soll unser Engagement dem Kind dienen – nicht unserem Ego.

Um beurteilen zu können, ob Sie es mit der kindlichen Förderung übertreiben, sollten Sie Ihr Kind genau beobachten. Spaß haben, etwas gerne machen: Diese Dinge haben oberste Priorität! Wenn Ihr Kind auf dem heimischen Klavier mit Begeisterung in die Tasten haut und mit Freude erste Gegenstände in englischer Sprache benennt, dann sind Sie auf dem richtigen Weg. Aber halten Sie unbedingt Maß und lassen Sie immer genug Zeit für den Spielplatz und gemeinsame Ausflüge. Sonst laufen Sie Gefahr, Ihr Kind zu überfordern. Und: Ihr Kind muss auch mal Langeweile aushalten. Das gibt ihm den nötigen Raum, um selbst kreativ zu werden!

Mathematische Frühförderung schon für Zweijährige, Lesen, Schreiben, Fremdsprachen: Welch eigenwillige Blüten elterlicher Ehrgeiz austreiben kann, zeigt sich zum Beispiel mit Blick nach Asien. So investieren Eltern in China – sofern sie es sich leisten können – enorm viel Zeit und Geld in die Frühförderung ihrer Kinder, um ihnen Bildung und späteren Wohlstand zu ermöglichen. Leistung ist der Gedanke, der von Anfang an fast alles überlagert. Wer nicht mitzieht, wird schnell zum Versager abgestempelt. Aber wo bleibt im ständigen Wettbewerb noch Raum für das Kindsein?

Sehr gerne erinnern wir uns in diesem Zusammenhang an einen Informationsabend, den wir vor der Einschulung unseres ältesten Sohnes besucht haben. Auf die Frage eines Vaters, wie man die Kinder denn in der verbleibenden Zeit vor dem ersten Schultag noch am besten fördern könne, antwortete der Schulleiter mit einem Lächeln: *"Schenken Sie Ihrem Kind Zeit. Und spielen Sie gemeinsam 'Mensch ärgere Dich nicht'. Dabei lernt Ihr Kind alles, was es für den Schulstart braucht: Den Umgang mit Zahlen, Konzentration und Geduld. Und es lernt, wie man auch mal mit einer Niederlage umgehen kann."*

Noch Fragen?

## Kapitel 3.2.4: Das digitale Verhängnis des 21. Jahrhunderts

Dauerberieselung auf der Mattscheibe im 24-Stunden-Kinderprogramm, Lernspiele auf Papas Tablet statt gemeinsames Lesen in einem Buch, Dreijährige, die so gekonnt über Mamas Smartphone wischen, als hätten Sie neun Monate im Bauch der Mutter nichts anderes gemacht: Kaum ein Thema sorgt derart für Diskussionsstoff wie die Digitalisierung im Kinderzimmer.

Die Bedeutung der Digitalisierung in der Arbeits- und Lebenswelt Erwachsener wird mit Sicherheit kaum jemand in Frage stellen. Und in Zeiten von Corona hat sich nicht zuletzt der Einsatz digitaler Medien in den Schulen mehr als nur bewährt – Stichwort: Homeschooling.

Dennoch müssen auch wir uns die Frage stellen, ab wann die Nutzung von Tablet, Smartphone & Co. sinnvoll ist und wann sie Schaden anrichtet. Dafür sollten wir uns bewusst machen, dass Kinder ihre Welt von Beginn an mit allen Sinnen entdecken möchten: Sie möchten sie buchstäblich *"be-greifen"*. Aber ist das möglich, wenn sie statt mit echten Blauklötzen auf dem Teppichboden mit virtuellen Klötzchen auf dem Bildschirm spielen? Und auch noch so schön animierte Kindersendungen werden nicht das gemeinsame Erleben mit der Familie ersetzen, kein Hörbuch das Vorlesen mit Papa oder Mama im Lieblingssessel.

Das permanente Gedudel aus dem Smartphone, die Dauerberieselung auf der Mattscheibe rauben den Kindern nicht nur ihre Kreativität. Die ständige Nutzung digitaler Medien führt auf Dauer zu einer Reizüberflutung - Unkonzentriert-heit und Hyperaktivität können die Folge sein. Auch auf die Sprachentwicklung wirkt sich der Medienkonsum negativ aus.

Wie sieht er also aus, der Weg aus dem Dilemma? Ver-teufeln jedenfalls bringt nichts. Schließlich lassen sich Smartphone und Tablet nicht einfach aus dem Leben ver-bannen. Viel wichtiger ist stattdessen ein sorgsamer Umgang damit, getreu dem Motto: Die Dosis macht das Gift. Und hier kommt sie wieder: Ihre Vorbildfunktion!

Sorgen Sie bitte selbst jeden Tag für elektronikfreie Zeit zu Hause. Zeigen Sie Ihrem Kind: Es geht auch gut ohne! Es ist übrigens absolut menschlich, dass Sie ab und an eine Ver-schnaufpause benötigen und Ihre lieben Kleinen zu diesem Zweck am liebsten vor dem Fernseher "*parken*". Dagegen ist nichts einzuwenden, solange es nicht die Regel ist.

# Kapitel 4: Das dritte bis sechste Jahr

Im Laufe des dritten Lebensjahres nimmt die Entwicklung Ihres Kindes weiter Fahrt auf. Spätestens mit dem dritten Geburtstag beginnt ein neuer und spannender Lebensabschnitt – auch für Sie als Eltern. Dies ist die Zeit, in der die meisten Kinder erstmals eine Kindertageseinrichtung besuchen. Andere Kinder, neue Bezugspersonen: Ihr Kind lernt, sich in einem bis dato unbekannten Terrain zurechtzufinden. Es schließt neue Freundschaften, muss sich in der Gruppe behaupten. Am Ende dieser Phase ist bereits der erste Schultag in Sicht.

Im dritten Lebensjahr verfeinert Ihr Kind zunächst einmal seine Motorik – sowohl die Grob- als auch die Feinmotorik: Laufen, Klettern, einen Ball werfen – auch beim Basteln, Schneiden oder Spielen mit Bausteinen zeigt es sich immer geschickter.

Die Sprache rückt stärker in den Mittelpunkt. Da die Entwicklung diesbezüglich sehr individuell verläuft, reicht das Spektrum von knappen Zwei-Wort-Sätzen bis zu komplexeren Satzgebilden. An seinem dritten Geburtstag umfasst der Wortschatz Ihres Kindes bis zu 1.000 Wörter.

Um diesen Zeitpunkt herum werden die meisten Kinder auch tagsüber trocken – Mädchen sind hier oft noch etwas schneller. Doch auch, wenn es zum Start in die Kindergartenzeit noch nicht ganz ohne Windel geht: Keine Panik, die meisten Einrichtungen gehen damit heutzutage sehr gelassen um. Und manche Kinder brauchen einfach etwas länger.

Nicht selten werden Sie außerdem mit zunehmendem Autonomiestreben Ihres Kindes konfrontiert: die Trotzphase. Bleiben Sie möglichst entspannt. Denn im Grunde zeigt das oft als aufmüpfig empfundene Verhalten Ihres Kindes doch nur, dass es langsam selbstständiger werden will und sich bereits ein Stück von Ihnen lösen möchte. Und das ist eigentlich ein Grund zum Freuen, oder etwa nicht?

Mit drei Jahren kann Ihr Kind erste Puzzle zusammensetzen, seine Schuhe alleine an- und ausziehen und mit Essbesteck umgehen. Prima Voraussetzungen also für den Beginn der Kindergartenzeit. Etwas anstrengend können bisweilen die vielen W-Fragen sein: "*Was macht der Hund da?*", "*Wohin geht die Frau?*" Seien Sie nicht genervt, freuen Sie sich, dass Ihr Kind so wissbegierig ist!

Und weiter geht's im Riesentempo: Bis die vierte Kerze auf der Geburtstagstorte brennt, lernt Ihr Kind, bis fünf zu zählen und ordnet Farben und Formen richtig zu. Gerne erzählt es von seinen Erlebnissen, die Sätze werden immer länger. Im Kindergarten hat sich Ihr Schatz daran gewöhnt, erste Regeln einzuhalten. Auch Freundschaften nehmen größeren Raum ein.

Kneten, Malen, Basteln: Diese Dinge machen ihm bestimmt Spaß, und das nicht nur alleine, sondern gerne mit anderen Kindern zusammen.

Im Alter von fünf Jahren ist bei den meisten Kindern das Interesse an Buchstaben und Zahlen erwacht. Bis zehn zählen, einfache Spiele mit dem Würfel machen: Das klappt schon recht gut. Noch etwas ungelenk, aber mit viel Hingabe schaffen sie es, den eigenen Namen aufs Papier zu bringen.

Viele Fünfjährige sind bereits recht flott mit dem Fahrrad unterwegs. Sie können jetzt auch ruhig versuchen, Ihr Kind mit kleineren Aufgaben zu betrauen, zum Beispiel die Blumen zu gießen. Sie werden feststellen, dass Ihr Kind sich bemüht, die ihm übertragene "*Arbeit*" gewissenhaft auszuführen.

Zwischen dem fünften und siebten Lebensjahr bemerken Sie vielleicht, dass Ihr Kind gelegentlich launisch wirkt, bisweilen auch bockig oder weinerlich. Diesen Entwicklungsabschnitt bezeichnen Fachleute als "*6-Jahres-Krise*" – ein weiterer Schritt in Richtung Unabhängigkeit. Gründe für diese Stimmungsschwankungen sehen sie unter anderem in der Sorge vor dem Unbekannten, vor den Veränderungen, die auf sie zukommen. So wissen Kinder genau, dass sie in einigen Monaten den Kindergarten verlassen werden, um ein Schulkind zu werden. Dieser Schritt kann durchaus mit Unsicherheiten verbunden sein. Schimpfen Sie nicht, wenn Ihr Kind bockt, sondern geben Sie ihm besonders viel Zuwendung – wenn es das möchte.

Bis 20 zählen, Zahlen erkennen, Bilder geschickt ausmalen: Mit den im Laufe des sechsten Lebensjahres erworbenen und verfeinerten Fähigkeiten ist Ihr Kind bestens für den Start ins Schulleben gerüstet. Das betrifft nicht nur die kognitive Entwicklung, Sprache und Motorik. Auch die Entwicklung seiner Persönlichkeit hält damit Schritt. Denn, wer die Schule besucht, sollte in der Lage sein, sich an Regeln zu halten, Aufgaben zu übernehmen, sich zu konzentrieren – und natürlich auch seinen Ranzen alleine zu packen.

Und noch einen Aspekt sollten Sie nicht unterschätzen. Auch wenn Sie es bis dato erfolgreich geschafft haben, die Nutzung elektronischer Medien auf ein Minimum zu reduzieren: Mit dem Eintritt in die Schule wird das zunehmend schwieriger. Mit Smartphone und Tablet ausgestattete Grundschulkinder sind keine Seltenheit! Aber: Solange Ihr Kind nicht gerade einen einstündigen Schulweg alleine bewältigen muss, ist die Anschaffung eines Handys absolut nicht erforderlich. Wenn es gar nicht anders geht, können Sie zum Beispiel das eine oder andere ausgewählte Spiel auf Ihr eigenes Smartphone herunterladen und ab und zu gemeinsam spielen. Mehr als eine Stunde pro Tag sollten Kinder im Alter von sechs oder sieben Jahren jedoch keine elektronischen Medien nutzen.

# Kapitel 5: Die perfekte Ernährung

Vom ersten Tag an ist Muttermilch die beste Nahrung, die Ihr Kind bekommen kann. Sie enthält in optimaler Zusammensetzung und Menge alle wichtigen Nährstoffe, die Ihr Kind für seine Entwicklung braucht. Wussten Sie, dass Muttermilch sogar bei Hitze dünnflüssiger wird und Ihr Kind auf diese Weise auch im Sommer keine zusätzliche Flüssigkeit benötigt? Zugleich stärkt Muttermilch das Immunsystem Ihres Babys, weil es über das Trinken eine Vielzahl an spezifischen Abwehrstoffen aufnimmt.

Gewiss nicht jede Mutter kann und will Ihr Kind von Anfang an und ausschließlich stillen. Sie brauchen sich in diesem Fall aber keine Sorgen zu machen: Auch mit dem Fläschchen und einer Extraportion Zuwendung werden Sie Ihren Schatz gesund großziehen. Dabei sollten Sie allerdings einige Dinge beachten. Denn beim Blick in die Regale der Super- und Drogeriemärkte kann man leicht den Überblick verlieren. Wenn Sie sich für das Fläschchen entscheiden, wählen Sie zu Beginn die sogenannte Säuglingsanfangsnahrung – erkennbar an der Bezeichnung *Pre* oder *1*. *Pre*-Nahrung ist der Muttermilch am ähnlichsten, Sie können Sie ebenso wie beim Stillen nach Bedarf füttern. Als einziges Kohlenhydrat enthält sie Milchzucker. Milchprodukte mit dem Zusatz *1* machen Ihr Kind etwas mehr satt, da sie zusätzlich eine kleine Menge an Stärke enthalten. Daher ist die Milch etwas dickflüssiger. Berücksichtigen Sie dies bitte bei der Wahl des Flaschensaugers.

Beide Anfangsnahrungen können Sie Ihrem Baby das ganze erste Jahr hindurch füttern. Falls Sie die Fertigmilch nicht ausschließlich, sondern als Ergänzung zum Stillen füttern, sollten Sie Ihr Baby zuerst stillen und ihm dann erst die Flasche geben.

Die sogenannte Folgenahrung mit den Ziffern "2" oder "3" wird frühestens mit Einführung der Beikost empfohlen. Ein Wechsel ist aber nicht zwingend erforderlich. Sie können das ganze Jahr hindurch guten Gewissens bei den Anfangsnahrungen bleiben.

Für Kinder, die familiär bedingt ein Risiko für Allergien haben, gibt es die Milchnahrung mit der Ergänzung "*HA*" für hypoallergen.

Sie sollten auf jeden Fall davon absehen, Säuglingsmilch selbst herzustellen. Mit Blick auf die Zusammensetzung ebenso wie auf hygienische Standards sind Sie mit den handelsüblichen Produkten auf jeden Fall auf der sicheren Seite. Auch Rohmilch und Rohmilchprodukte sind im ersten Jahr absolut tabu.

Das erste halbe Jahr können Sie sich getrost auf das Stillen beziehungsweise die Flaschennahrung konzentrieren. Die Einführung der Beikost eilt nicht: Vor Ende des fünften Monats sollten Sie damit nicht beginnen, sogar besser noch bis zum vollendeten sechsten warten. Lassen Sie sich bitte auch nicht von Werbeslogans auf Breigläschen wie "*ab dem 4. Monat*" locken. Das Verdauungssystem Ihres Babys ist sehr sensibel.

Mit dem sechsten Monat lässt der Saugreflex Ihres Babys langsam nach. Jetzt können Sie erste Fütter-Versuche mit einem weichen Löffel unternehmen.

Als Erstes auf dem erweiterten Speiseplan steht zwischen dem fünften und siebten Monat mittags der Gemüse-Kartoffel-Fleisch-Brei. Natürlich starten Sie nicht gleich mit dem All-inclusive-Paket, sondern versuchen es zunächst mit ein paar Löffelchen Gemüsebrei, zum Beispiel pürierten Möhren. Aber Vorsicht: Die Begeisterung für püriertes Gemüse hält sich bei Ihrem Kind vermutlich zunächst in Grenzen, lassen Sie sich bitte Zeit. Steigern Sie die Menge langsam, bis Sie etwa bei 100 Gramm angekommen sind. Da Ihr Baby davon alleine nicht satt wird, stillen Sie zusätzlich weiter beziehungsweise geben Sie ihm die Flasche, bis der komplette Brei tatsächlich eine ganze Mahlzeit ersetzt.

Nach und nach ergänzen Sie den Brei durch die weiteren Zutaten wie eine gekochte Kartoffel sowie mageres Fleisch (etwa 30 Gramm) und einen Esslöffel Rapsöl sowie 1,5 Esslöffel Obstsaft. Nach etwa einem Monat sollten Sie die mittägliche Milchmahlzeit mit diesem Brei ersetzen können.

Wenn Sie den Brei nicht selbst zubereiten möchten, können Sie auf entsprechende Gläschenkost zurückgreifen. Werfen Sie bitte einen Blick auf die Zutatenliste!

Zwischen dem sechsten und achten Monat können Sie anfangen, die abendliche Milchmahlzeit durch einen weiteren Brei zu ersetzen, den Vollmilch-Getreidebrei. Zur Zubereitung verwenden Sie entweder 200 Milliliter sogenannter ESL-Milch (die *"länger haltbare Vollmilch"*) oder H-Milch – beides mit 3,5 Prozent Fettgehalt. Außerdem benötigen Sie 20 Gramm für Babynahrung geeignete Vollkorngetreideflocken sowie zwei Esslöffel Fruchtpüree oder Saft.

Zur Zubereitung werden die Vollkornflocken in die Milch eingerührt, aufgekocht und einige Minuten weiter geköchelt. Zum Schluss können Sie das Obstmus oder den Saft zugeben. Geeignet sind milde Obstsorten wie Äpfel, Birnen oder Pfirsiche.

Ist Ihr Baby allergiegefährdet, können Sie anstelle von Vollmilch zubereitete HA-Anfangsnahrung verwenden.

Einen weiteren Monat später ersetzen Sie am Nachmittag die Milch durch einen Obst-Getreidebrei. Hierzu benötigen Sie ebenfalls 20 Gramm Vollkornflocken, 90 Milliliter Wasser sowie 100 Gramm fein geriebenes oder püriertes Obst und einen Esslöffel Rapsöl. Rühren Sie dazu die Getreideflocken in das Wasser ein, kochen sie es auf und lassen Sie es ebenfalls einige Minuten köcheln. Zum Schluss kommen das Obst und das Öl hinzu.

Wenn Sie wenig Zeit haben, können Sie natürlich auch hier auf fertige Breie aus dem Gläschen zurückgreifen. Achten Sie bitte darauf, dass kein Zucker enthalten ist.

Mit Einführung der dritten Breimahlzeit benötigt Ihr Kind zusätzliche Flüssigkeit. Ansonsten ist dies bis hierin lediglich im Krankheitsfall oder aber bei großer Hitze notwendig – sofern Sie nicht stillen. Optimal als Getränk sind stilles oder Leitungswasser oder ungesüßte Tees, zum Beispiel Früchtetee, die Sie Ihrem Kind zu den Mahlzeiten, aber auch zwischendurch anbieten können. Für den Fall, dass Sie das Wasser aus dem Hahn verwenden, lassen Sie das Wasser einen Moment lang laufen, bis es richtig kalt ist. Nach Möglichkeit sollte Ihr Nachwuchs beim Trinken künftig auf den Becher umsteigen.

Vollmilch ist übrigens kein geeignetes Getränk innerhalb des ersten Lebensjahres und findet ausschließlich als Zutat im Brei Verwendung.

Etwa ab dem neunten Monat – sobald sich die ersten Zähne bemerkbar machen – braucht der Brei nicht mehr komplett fein püriert zu werden. Reichen Sie Ihrem Kind doch auch mal ein Stückchen Banane oder Zwieback: Es wird mit Sicherheit gerne zugreifen und sein eigenes "*Fingerfood*" kauen.

In der Zeit zwischen dem zehnten und zwölften Monat können Sie Ihr Kind an die Familienkost heranführen. Achten Sie auf eine milde Würzung und darauf, dass die Speisen möglichst weich sind. Also, besser zerdrückte Kartoffeln und gedünstetes Gemüse – anstelle von Chili con carne oder Schweinefleisch süß-sauer!

Darüber hinaus gibt es Lebensmittel, die für Ihr Kind im ersten Lebensjahr definitiv nicht geeignet sind. Dazu zählen rohe beziehungsweise nicht völlig durchgegarte Lebensmittel wie Rohmilch und daraus hergestellte Produkte, Mett, Tatar und Co. Auch Honig ist für Kinder in diesem Alter völlig ungeeignet. Stark blähende Speisen wie Zwiebeln oder Kohlsorten sind ebenso zu vermeiden wie kleine, harte Lebensmittel wie Nüsse oder Möhrenstückchen. Ihr Kind könnte sich daran verschlucken.

Wenn es in Ihrer Familie Allergiker gibt, dann ist es ratsam, die Einführung der Beikost sowie auch den Einstieg in die Familienkost in Ruhe anzugehen. Probieren Sie am besten eine neue Zutat nach der anderen aus – nicht gleich mehrere auf einmal. Sollte es tatsächlich zu Unverträglichkeiten kommen, lassen sich die "*Übeltäter*" rückwirkend leichter ausmachen.

Übrigens: Wenn Sie und Ihr Kind Freude am Stillen haben, müssen Sie dies nicht zwingend mit dem Wechsel auf die Familienkost beenden. Der Zeitpunkt, an dem Sie spüren, dass diese gemeinsame Zeit langsam zu Ende geht, kommt in der Regel von alleine.

# Kapitel 6: Windeln wie ein Profi

Hartnäckiges Quengeln oder verräterische Stille, spätestens jedoch ein intensiver Geruch zeigen Ihnen unmissverständlich: Die Windel ist voll. Während Sie den "*Toilettentausch*" in den ersten Tagen noch etwas ungelenk vornehmen, werden sie bereits nach wenigen Wochen absoluter Routinier auf diesem Gebiet sein.

Für das perfekte Windeln zu Hause benötigen Sie eine kleine Grundausstattung. Einen Wickeltisch, ein weiche, abwaschbare Unterlage sowie Ablagefläche für Windeln, Cremes und Co. Damit es Ihr Kind auf dem Wickeltisch gemütlich hat, empfiehlt es sich außerdem, auf die Wickelunterlage ein dünnes Baumwolltuch zu legen. Wird das Tuch schmutzig, können Sie es problemlos bei 60 Grad oder in der Kochwäsche reinigen. Je nachdem, wie es mit der Raumtemperatur aussieht, sollten Sie über die Anschaffung einer Wärmelampe über dem Wickelplatz nachdenken.

Wenn Sie nicht von selbst ein "*Malheur*" bemerken, ist es ratsam, etwa alle zwei bis drei Stunden einen Blick in die Windel zu werfen. Generell wickeln sollten Sie vor dem Schlafengehen, beim Aufwachen, nach dem Füttern sowie vor längeren Aufenthalten auswärts, also zum Beispiel vor dem Arztbesuch oder dem Einkaufen. Volle und nasse Windeln machen Ihr Kind nicht nur quengelig, sie reizen die Haut und können Windeldermatitis hervorrufen.

Zum Wickeln legen Sie Ihr Baby vorsichtig auf die Unterlage – alles, was Sie an "*Zubehör*" benötigen, sollte schon bereitliegen. Das oberste Gebot lautet: Immer eine Hand am Kind!

Öffnen Sie die Klebeverschlüsse der Windel an den Seiten und klappen Sie den vorderen Teil der Windel auf. Greifen Sie nun mit einer Hand unter einem Oberschenkel durch und umfassen Sie dann den anderen. So lässt sich der Babypopo sicher und hüftschonend anheben. Hat Ihr Kind nur Pipi gemacht, können Sie die alte Windel vorsichtig nach vorne wegziehen und in den Windeleimer werfen.

Bei einem "*großen Geschäft*" entfernen Sie die gröbste Verunreinigung am besten mit dem hinteren Teil der alten Windel und entsorgen Sie diese dann ebenfalls umgehend.

Für die Reinigung eignen sich warmes Wasser und ein Waschlappen am besten. Säubern Sie den Windelbereich immer von vorne nach hinten und vergessen Sie die Hautfalten nicht.

Sehr beliebt bei Eltern sind praktische Feuchttücher. Für unterwegs sind diese Tücher zugegebenermaßen unschlagbar. Zu Hause können Sie es aber getrost bei warmem Wasser belassen. Sollte der Stuhl mal etwas schwieriger zu entfernen sein, können Sie alternativ etwas Babyöl verwenden.

Nach der Reinigung tupfen Sie den Windelbereich vorsichtig mit einem Tuch trocken. Zur Pflege eignet sich eine leichte, zinkhaltige Wundcreme – aber bitte nur dünn auftragen, auch dann, wenn die Haut tatsächlich leicht gerötet ist. Puder ist überflüssig! Sollten sich im Windelbereich neben einer Rötung auch Pusteln und Pickelchen zeigen, sprechen

Sie am besten Ihren Kinderarzt oder die Hebamme an. Es könnte sich um eine Windeldermatitis handeln.

Ist der Popo sauber und trocken, heben sie ihn, wie eben beschrieben, wieder leicht an und legen die neue Windel darunter. Dazu klappen Sie vorher die frische Windel auf und schieben den hinteren Teil unter den Popo. Den vorderen Teil der Windel klappen Sie nach oben auf den Bauch. Jetzt können Sie die Klebestreifen auf beiden Seiten verschließen. Damit der Verschluss nicht zu eng ist, sollten im Idealfall etwa zwei Finger zwischen Haut und Windel passen.

Haben Sie die Windel gerade entfernt, kann die frische Luft Ihr Baby übrigens unvermutet auch mal zum Pipimachen animieren. Wundern Sie sich also nicht, wenn es plötzlich heißt: Wasser marsch! Nicht nur Jungs, auch Mädchen können das ...

Welche Windeln sind am besten? Ob Sie Einmal- oder Stoffwindeln verwenden, ist oft eine Glaubensfrage. Weg-werfwindeln sind sehr praktisch, produzieren allerdings enorme Müllberge. Stoffwindeln sind nachhaltiger. Dafür ist ihre Reinigung deutlich aufwendiger. Hier müssen Sie abwägen.

# Kapitel 7: Das richtige Spielzeug

Vorsicht, Kaufrausch! Geht's um das geeignete Spielzeug für den Nachwuchs, laufen frisch gebackene Eltern nebst Oma, Opa, Onkel und Tante zur Höchstform auf. Bevor Sie also den Einkaufswagen völlig überladen, sollten Sie in Ruhe schauen, welches Spielzeug dem Alter Ihres Kindes überhaupt angemessen ist.

In den ersten Lebenswochen nimmt das Thema Spielzeug eine untergeordnete Rolle ein. Das heißt: Bis zum Alter von etwa drei Monaten benötigt Ihr Baby definitiv keines! Liebe, Nähe, Zuwendung – das sind die Dinge, die Ihr Baby glücklich machen.

Ihr Kind möchte seine Umgebung mit allen Sinnen entdecken: sehen, hören, fühlen, riechen, schmecken ... Folglich sollte es Sinn und Zweck von Babyspielzeug sein, diese Entwicklung zu unterstützen. Ab dem dritten Lebensmonat können Sie ihm erste Spielsachen anbieten.

Legen Sie unbedingt Wert auf Qualität. Da Babys gerne alles mit dem Mund begreifen, sollten die Sachen auf jeden Fall schweiß- und speichelfest sein. Scharfe Ecken und Kanten haben an Babyspielzeug ebenso wenig etwas verloren wie Kleinteile, die sich leicht lösen könnten. Es besteht Erstickungsgefahr!

Und achten Sie ruhig auch auf ihre eigenen Sinne. Plastikspielzeug muss nicht zwingend schlechter sein als Holz. Wenn ein solches Kunststoffteil allerdings stark riecht – dann Finger weg! Dasselbe gilt für Holzartikel, an denen zum Beispiel Splitter hervorstehen. Prüfsiegel können ein wichtiger Anhaltspunkt beim Kauf sein.

Vom dritten Monat an wecken Sie das Interesse Ihres Kindes beispielsweise mit einem Mobile über dem Bettchen oder dem Wickeltisch. Greiflinge aus Stoff oder aus Holz, eine Rassel oder eine weiche Babypuppe sind ebenfalls sehr gut geeignet. Geben Sie ihm das Spielzeug zunächst einfach in die Hand. Später wird es lernen, selbst danach zu greifen. Ein wunderbares Spielzeug sind Fühl- und Knisterbücher aus Stoff.

Sobald Ihr Kind in eine aufrechte Sitzposition gelangt, verändert sich nicht nur buchstäblich sein Blick auf seine Welt. Ab einem Alter von sechs Monaten wird es immer geschickter und verbessert zunehmend seine Motorik. Ein Ball, ein einfaches Fahrzeug aus Holz – alles, was sich bewegt, wird interessant. Ihr Kind kann Dinge greifen und wieder fallen lassen. Bauklötze, erste Stapeltürme oder Spielzeug für die Badewanne: Schauen Sie doch mal, woran Ihr Kind am meisten Freude hat. Und gucken Sie bitte auch in Ihre Küchenschubladen. Ein ausrangierter Schneebesen, Schüsseln, ein Kochlöffel: Sie werden überrascht sein, womit es sich alles spielen lässt!

Haben Sie einen Garten? Für Schaukeln gibt es Extra-Sitze für Kleinkinder. Und auch im Sandkasten sitzen dürfte je nach Entwicklungsstand vielleicht schon Spaß machen. Achten Sie aber darauf, was sich Ihr Kind in freier Natur in den Mund steckt!

Kommt Ihr Schatz erst einmal richtig in Bewegung, eröffnen sich weitere neue Spielmöglichkeiten. Spielzeuge, die sich ziehen lassen, sind ab dem neunten oder zehnten Monat tolle Begleiter – und sei es "nur" beim Krabbeln.

Ein weiterer Meilenstein in puncto Spielsachen ist erreicht, sobald Ihr Schatz das Laufen lernt. Ein Wagen oder anderes Spielzeug zum Schieben ist jetzt eine tolle Sache. Oder erinnern Sie sich an das gute alte Schaukelpferd?

Bilderbücher für Babys und Kinder gibt es in allen Altersstufen. Von einfachen, weichen Stoffbüchern zum Fühlen über robuste Bilderbücher bis hin zu tollen Sachbüchern für Vorschulkinder. Auch Puzzle mit wenigen Teilen gibt es schon für kleinere Kinder – hier können auch Eltern oder ältere Geschwister prima mitmachen!

Im zweiten und dritten Lebensjahr werden die unterschiedlichsten Fortbewegungsmittel wie Rutschautos und Dreiräder interessanter. Spannend sind jetzt auch alle Spielsachen zum Schieben: Eine Schubkarre oder für Mädchen der ultimative Klassiker – ein Puppenwagen. Steckspiele, Knetmasse, Bausteine: Fördern Sie die Feinmotorik Ihres Kindes und werden Sie gemeinsam kreativ.

Nähert sich Ihr Kind dem dritten Geburtstag, wird es langsam schwierig – so groß ist die Auswahl an Spielzeug. Ein Arzt- oder Frisierkoffer ermöglicht erste Rollenspiele. Hat Ihr Schatz Freude an Musik? Eine Spielgitarre oder eine robuste Trommel können viel Spaß machen. Mit dicken Mal- oder Wachsstiften kreiert Ihr Kind erste "Kunstwerke".

Sprechende Teddys, klingelnde und bimmelnde Spielti-
sche: Natürlich gibt es für Kleinkinder jede Menge animiertes
Spielzeug. Und wenn Sie etwas besonders Schönes entdecken – haben Sie kein schlechtes Gewissen, wenn Sie es in
den Einkaufswagen packen. Trotz allem sollten Sie darauf
achten, dass die Elektronik nicht noch vor Eintritt in den
Kindergarten Überhand gewinnt.

# Kapitel 8: Stillen wie ein Profi

Wir haben es in Kapitel 5 bereits angesprochen. Muttermilch ist in puncto Ernährung das Nonplusultra in den ersten Lebensmonaten. Dennoch: Gerade in einer Zeit, in der unser Alltag oft völlig durchgetaktet ist, in der Unabhängigkeit und Selbstbestimmtheit dominieren, fällt es nicht leicht, sich auf die natürlichsten Dinge zurückzubesinnen. Gerade deshalb sollten Sie dem Stillen aber eine Chance geben. Wenn's gar nicht klappt oder Beschwerden auftreten, sprechen Sie am besten Ihre Hebamme an.

Auch in der Öffentlichkeit ist es für viele Menschen ein ungewohnter Anblick, wenn es sich Mutter und Kind auf der abseits gelegenen Parkbank gemütlich machen, damit der Nachwuchs in Ruhe seine Mahlzeit einnehmen kann. Manch einer mag sich denken: Kann die das nicht zu Hause machen? Nein, kann sie nicht immer. Wenn Sie plötzlich Hunger verspüren, gehen Sie doch auch in den nächsten Imbiss und verzehren draußen Ihre Currywurst ... Hier ist ein bisschen mehr Lockerheit gefragt.

Noch ein Tipp für alle Sparfüchse. Muttermilch ist im Gegensatz zu Fertignahrung gratis! Und Sie müssen keine Zeit für das regelmäßige Reinigen und Desinfizieren von Flaschen, Saugern und Co. aufbringen.

Stillen können Sie im Grunde überall. Am gemütlichsten ist es natürlich zu Hause. Es gibt ganz unterschiedliche Stillpositionen, und auch Sie und Ihr Baby werden nach einigen Wochen Ihre Lieblingsvariante gefunden haben. Auf die beliebtesten Stillpositionen gehen wir im folgenden Kapitel noch ausführlich ein.

Wichtig ist gerade zu Beginn: Schaffen Sie eine ruhige und entspannte Atmosphäre. Handyklingeln oder der laufende Fernseher lenken zu sehr ab. So können Sie jede Babymahlzeit zudem als kleine Auszeit für sich nutzen. Und stellen Sie sich immer etwas zu trinken in Reichweite hin.

Als praktisches Equipment empfiehlt sich die Anschaffung eines Stillkissens. Denn unbequeme Haltungen führen auf Dauer zu unangenehmen Verspannungen in Rücken, Schultern und Armen. Unabhängig davon, welche Stillhaltung Sie bevorzugen, ist es ganz wichtig, dass Ihr Baby die Brustwarze mit dem Mund richtig zu fassen bekommt. Um wunder Haut und schmerzhaften Rissen vorzubeugen, sollte der Mund Ihres Babys die Brustwarze gerade aufnehmen und zudem den ganzen sogenannten Warzenhof umfassen. So kann es optimal trinken. Sie erkennen das daran, dass seine Nase und sein Kinn Ihre Brust berühren. Egal, welche Stillhaltung Sie wählen: Ihr Baby befindet sich immer ganz dicht bei Ihnen und sein Gesicht wendet sich Ihrer Brust zu, damit es sein Köpfchen beim Trinken nicht drehen muss. Und bringen Sie stets Ihr Kind zur Brust – nicht umgekehrt.

# Kapitel 8.1: Die beliebtesten Stillpositionen

**Stillen im Liegen:** Schon kurz nach der Geburt wird Ihr Kind instinktiv Ihre Brust suchen, sobald Sie es auf Ihren Bauch legen. Dieses Verhalten nennt man auch "*Breast Crawl*". Es liegt also in der Natur der Sache, dass das **Stillen in Rückenlage** vermutlich zu den ersten Positionen gehört, die Sie ausprobieren werden. Dabei sollten Sie sich etwas aufrichten. Ihr Baby kann in dieser Position nicht nur bäuchlings trinken, Sie können in der zurückgelehnten Haltung auch den Wiegegriff anwenden (siehe unten).

Besonders nachts ist das **Stillen in seitlicher Lage** sehr entspannend oder auch dann, wenn Sie einen Kaiserschnitt hatten. Während Sie sich mit einem Arm leicht aufstützen, können Sie mit dem anderen Ihr Baby zu sich heranziehen. Sie liegen jetzt sozusagen Bauch an Bauch, sein Kopf befindet sich auf der Höhe Ihrer Achselhöhle.

**Stillen im Sitzen:** Der sogenannte **Wiegegriff** ist vermutlich eine der am häufigsten angewendeten Stillpositionen. Dabei liegt Ihr Baby quer vor Ihnen auf Ihrem Schoß, sein Kopf in Ihrer Armbeuge. Mit einem Stillkissen lässt sich Ihr Arm gut abstützen, damit er nicht so schnell ermüdet.

Eine etwas abgewandelte Position ist die **Kreuzhaltung** – sehr gut für Neugeborene geeignet. Hier wird das Baby mit dem gegenüberliegenden Unterarm gehalten, mit der freien Hand können Sie zum Beispiel das Köpfchen noch näher zur Brust bringen.

Beim Begriff **Football-Haltung** bitte nicht erschrecken. Bei dieser Stillposition – auch als **Rückenhaltung** bezeichnet – liegt Ihr Kind seitlich neben Ihnen auf einem Stillkissen, nicht auf Ihrem Bauch; seine Füße zeigen zur Stuhl- oder Sessellehne. Sie ziehen es an der jeweiligen Stillseite mit dem Arm eng zu sich heran und können sein Köpfchen mit der Hand zusätzlich stützen. Die andere, freie Hand hält die Brust.

Nicht so häufig, aber durchaus einen Versuch wert, ist die sogenannte **Hoppe-Reiter-Haltung.** In dieser Stillposition sitzen Sie und Ihr Kind aufrecht, Ihr Kind auf Ihrem Oberschenkel oder auf Ihrer Hüfte. Mit beiden Händen können Sie seinen Kopf und seinen Rücken stützen. Die Hoppe-Reiter-Haltung ist übrigens sehr gut geeignet, um den sogenannten **"DanCer"-Griff** anzuwenden – ein sehr hilfreicher Grill, speziell um sehr zarte Babys oder Frühchen beim Trinken zu unterstützen. Daumen und Zeigefinger Ihrer Hand bilden dabei eine "*U*"-Form. Darin wird das Kinn Ihres Babys gestützt. Zugleich können Sie mit den beiden Fingen ganz leichten Druck auf die Wangen Ihres Babys ausüben. Das hilft ihm, Ihre Brust besser zu fassen.

Ungewöhnlich wirkt das Stillen im **Vierfüßler-Stand**: Ihr Baby liegt auf dem Rücken, während Sie über ihm knien. Diese Position hat sich zum Beispiel für Mütter bewährt, die vorübergehend unter einem Milchstau leiden.

Sie nutzen gerne ein **Tragetuch**? Dann können Sie Ihr Kind auch unterwegs prima stillen. Am einfachsten geht dies, wenn Sie beide schon einigermaßen eingespielt sind und Ihr Baby sein Köpfchen schon selbst halten kann.

# Kapitel 9: Im Schlafmodus

Friedlich schlummernde Babys, die ohne Geschrei ins Land der Träume hinübergleiten – eine traumhafte Vorstellung. Aus der Erfahrung heraus würden wir jedoch sagen: Zumindest für den Anfang ist dieses Bild nicht ganz realistisch.

Denn in den ersten Lebenswochen verfügen Babys noch nicht über einen Tag- und Nacht-Rhythmus. Das heißt, wenn sie schlafen, dann in der Regel nicht zu festen Zeiten und auch nicht besonders lange. Durchschnittlich 14,5 Stunden schläft ein Neugeborenes pro Tag. Die Nickerchen tagsüber haben dabei eine Länge von etwa zwei bis vier Stunden, nachts können es vier bis sechs Stunden sein. Dies sind aber nur Richtwerte. Gerne schläft Ihr Kind auch nach dem Stillen beziehungsweise Füttern friedlich ein. Gerade in den ersten Wochen kann dies eine Hilfe sein – alleine im Bett einzuschlafen, lernen die Kinder dadurch jedoch nicht.

Im Alter von etwa sechs Monaten sinkt die Zahl der Schläfchen tagsüber auf drei, mit einem Jahr benötigt Ihr Kind in der Regel nur noch zwei Nickerchen. "*Das*" eine Mittagsschläfchen hält es zumeist ab einem Alter von etwa anderthalb Jahren.

Auch wenn sich der Tag- und Nacht-Rhythmus erst langsam einstellt, so können Sie doch von Anfang selbst einiges dazu beitragen, damit Ihrem Kind die Umstellung leichter fällt. Dies beginnt mit einer geeigneten Schlafumgebung (siehe dazu Kapitel 1). Achten Sie darauf, dass die Raumtemperatur nachts 16 bis 18 Grad nicht überschreitet.

Ganz wichtig sind Rituale, die Sie zur Schlafenszeit einführen. Diese möglichst immer gleichen Abläufe geben Ihrem Kind Sicherheit und lassen es auf Dauer begreifen, dass es nun Zeit fürs Bettchen ist.

Schaffen Sie eine möglichst ruhige Atmosphäre. Dunkeln Sie das Zimmer ab und machen Sie nur ein kleines Licht an. Auch Ihre Stimmlage können Sie anpassen: Reden Sie etwas leiser mit Ihrem Kind. Zeit zum Spielen ist abends nicht mehr, das würde Ihr Kind erst recht wieder wach machen.

Wenn Sie Ihr Baby bettfertig gemacht haben, können Sie Ihm zum Beispiel ein kleines Lied vorsingen und noch etwas mit ihm kuscheln. Sobald Ihr Kind etwas älter ist, kommt die klassische Gute-Nacht-Geschichte prima an. Ein Bad vor dem Schlafengehen wirkt ebenfalls entspannend, wenngleich dies nicht bedeutet, dass Ihr Kind zwingend jeden Abend in die Wanne muss! Auch das Aufziehen einer Spieluhr mit einer ruhigen Melodie ist ein schönes Abendritual, bevor Sie Ihr Baby dann ins Bettchen legen. Solange Sie Ihr Kind stillen oder ihm das Fläschchen geben, kann das abendliche Füttern ebenfalls eine Unterstützung sein. Denn danach ist es mit Sicherheit schön satt und müde.

Achten Sie auch auf seine eigenen Signale: Gähnen oder Reiben in den Augen sind Zeichen dafür, dass es schlafen will. Diesen Zeitpunkt sollten Sie nutzen – und möglichst nicht verschieben. Ist dieser Punkt erstmal überschritten, ist Ihr Kind mitunter überreizt und schläft erst recht nicht.

Wie gesagt, insbesondere in den ersten Wochen und Monaten wird Ihr Baby nachts nicht allzu lange durchhalten. Aber was tun, wenn der kleine Quälgeist nach vier Stunden aufwacht und anfängt zu weinen? Zu Beginn kann oft noch Hunger dahinterstecken. Wenn Sie Ihr Kind stillen oder füttern – machen Sie bitte keine Festbeleuchtung an. Verhalten Sie sich möglichst leise, wechseln Sie bei Bedarf noch die Windel und legen Ihr Kind dann wieder hin. Wenn es weiter unruhig bleibt, sprechen Sie leise mit ihm und geben Sie ihm zu verstehen, dass alles in Ordnung ist und Sie in seiner Nähe sind. Ihr Kind braucht natürlich Zeit, sich daran zu gewöhnen, auf Anhieb wird es sicher nicht klappen.

Um intensive kleine Schreihälse nachts wieder ruhig zu bekommen, erweisen sich frisch gebackene Eltern oft als ausgesprochen erfinderisch. Gleichmäßige Bewegungen und Geräusche sollen bekanntlich eine beruhigende Wirkung haben – nicht ohne Grund schlafen Kinder gerne im Auto ein. Aber Vorsicht: Kinder merken sich das und werden auf Dauer unbewusst auf bestimmte Szenarien konditioniert. Und Sie werden mit Sicherheit keine Lust haben, Abend für Abend eine halbe Stunde mit dem Wagen durch die Gegend zu fahren, nur damit Ihr Kind einschläft ...

Bei vielen schreienden Babys ist das "*Pucken*" – also das Einwickeln in eine Decke oder Tuch – ein Mittel der Wahl.

Damit Ihr Kind auf Dauer lernt, alleine einzuschlafen, ist es ganz wichtig, dass Sie es auf kurz oder lang wach in sein Bettchen legen. Das ist zunächst vermutlich mit viel Geschrei verbunden. Und natürlich sollen Sie Ihren Zwerg nicht laut brüllend stundenlang alleine im Bett liegen lassen. Eine gute Methode ist es stattdessen, immer wieder leise ins Schlafzimmer zu gehen, kurz mit Ihrem Kind zu sprechen, es zu streicheln und ihm so zu signalisieren: Ich bin da, es ist alles gut. Lassen Sie die Abstände dazwischen immer einige Minuten größer werden und wiederholen Sie dieses Vorgehen jeden Abend. Sie werden sehen: Ihr Kind wird auf Dauer begreifen, dass Sie nicht verschwunden sind, nur weil Sie aus dem Zimmer gehen.

Es gibt einige Verhaltensweisen, die Sie unbedingt vermeiden sollten. Legen Sie Ihr Kind nicht schlafend ins Bettchen und versuchen dann, sich klammheimlich aus dem Zimmer zu schleichen. Sie kommen so nicht weit! Ihr Kind spürt es sofort, wenn Sie gehen und wird wieder wach. Stichwort: Konditionierung! Und versuchen Sie bitte auch nicht, Ihr Kind möglichst lange wach zu halten, damit es später besser schläft. Sie werden damit nur das Gegenteil erreichen!

# Kapitel 10: Die richtige Pflege fürs Baby

Gerade zu Beginn lautet die Devise: Weniger ist mehr. Anders als früher weiß man heute, dass Babys nicht Tag für Tag gebadet werden müssen. Einmal oder zweimal in der Woche reichen völlig aus. Für die tägliche Hygiene von Gesicht und Hals sollten Sie warmes Wasser und einen weichen Waschlappen benutzen. Bitte auch vorsichtig hinter den Ohren waschen und hinterher gründlich trockentupfen. Für die Hände darf es – falls nötig – etwas milde Babyseife sein. Über die Reinigung des Windelbereiches haben wir schon gesprochen. Auch hier gilt: Warmes Wasser und ein Waschlappen, bei Bedarf etwas Babyöl. Hier selbstverständlich einen anderen Waschlappen verwenden und bei hohen Temperaturen in der Waschmaschine reinigen. Für unterwegs sind Feuchttücher gut geeignet. Zur Pflege am besten eine zinkhaltige Wundcreme verwenden.

Für Babys Bad können Sie eine robuste Babywanne mit Ablauf sowie ein Badethermometer anschaffen. Als rückfettender Badezusatz haben sich einige Tropfen Weizenkeim-, Mandel- oder Sonnenblumenöl bewährt. Oder einige Spritzer Muttermilch. Shampoos, Schaumbäder und Ähnliches sind nicht notwendig, sondern können mitunter Zusätze enthalten, die die empfindliche Haut reizen.

Ist Babys Haut sehr trocken, können Sie bei Bedarf und sparsam eine sensitive Pflegecreme einsetzen. Das gilt insbesondere in der kalten Jahreszeit.

Werden Babys Haare länger, verwenden Sie eine weiche Babybürste. Zum Schneiden der winzigen Nägel an Fingern und Füßen gibt es speziell abgerundete Scheren.

# Kapitel 10.1: Was tun bei Hautproblemen?

Die Haut Ihres Babys ist zart und empfindlich. Umso besorgter reagieren viele Eltern, wenn Sie eines Tages Auffälligkeiten, gerötete Stellen oder Pusteln entdecken. Bei Unsicherheiten ist der Kinderarzt stets der erste Ansprechpartner. Das gilt insbesondere dann, wenn die Hauptprobleme mit einem veränderten Allgemeinzustand Ihres Babys einhergehen, zum Beispiel mit Fieber oder Unruhe. Dahinter könnten sich im Kindesalter typische Erkrankungen verbergen, zum Beispiel Scharlach oder Ringelröteln (siehe dazu Kapitel 16 *"Krankheitssymptome, die Sie kennen müssen"*).

Andere Hautveränderungen dagegen lassen sich mit gezielter Pflege und bei Bedarf mit Anleitung des Kinderarztes oder der Hebamme selbst beheben. Dazu zählt der Kopfgneis, eine Überproduktion der Talgdrüsen, die sich bereits während des ersten Monats bemerkbar machen kann und meist im zweiten Jahr von alleine verschwindet. Typisch für dieses seborrhoische Ekzem – so der Fachausdruck – sind weiche, eher fettige und gelbliche Schuppen auf dem Kopf. Im Gegensatz zum Milchschorf jucken diese Schuppen allerdings nicht. Bitte nicht versuchen, die Schuppen mit spitzen Gegenständen abzuziehen. Hier besteht Verletzungsgefahr. Sie können die Schuppen vorsichtig mit etwas Babyöl über Nacht einweichen. Beim nächsten Bad lassen sie sich mit einem weichen Tuch leichter entfernen. Bitte nicht wild rubbeln!

Der seltenere Milchschorf bildet sich meist erst ab dem dritten Monat. Die Kopfhaut ist trocken und schuppig, verbunden mit Juckreiz; auch die Wangen können betroffen sein. Versucht das Baby zu kratzen, können nässende Krusten entstehen. Haben Sie den Verdacht, dass es sich um Milchschorf handelt, sprechen Sie bitte mit Ihrem Kinderarzt. Er wird Sie über die notwendige Pflege informieren. Auch Milchschorf kann von alleine wieder abheilen, manchmal ist er auch eine Vorstufe des sogenannten atopischen Ekzems, der Neurodermitis.

Gerade im Windelbereich kann die Haut Ihres Babys öfters gereizt sein. Eine sanfte und gründliche Reinigung und das anschließende Auftragen einer Pflegecreme schaffen hier Abhilfe. Bilden sich zusätzlich kleine Pickel und Pusteln, sprechen Sie bitte Ihren Kinderarzt an. Dann kann es sich um eine Windeldermatitis handeln, ausgelöst durch Pilze oder Bakterien.

In den ersten zwei bis drei Monaten kann sich im Gesicht und am Hals Ihres Babys eine sogenannte Neugeborenenakne entwickeln: Die kleinen roten Flecken oder Knötchen heilen von alleine wieder ab. Kein Grund zur Sorge sind außerdem Milien. Die verstopften Talgdrüsen zeigen sich in den ersten Wochen gelegentlich im Gesicht Ihres Babys.

# Kapitel 10.2: Und ab in die Wanne!

Planschen macht Babys Spaß! Ja, meistens, aber auch nicht immer! Wie bereits erwähnt, reicht es aus hygienischer Sicht völlig aus, wenn Sie Ihr Kind ein- bis zweimal in der Woche in die Wanne setzen.

Das erste Bad darf Ihr Schatz nehmen, sobald die Reste der Nabelschnur abgefallen sind und die Wunde verheilt ist. Aber wann ist der beste Zeitpunkt dafür? Baden macht Babys eher müde. Also, der frühe Abend wäre gut geeignet. Achten Sie aber darauf, dass Sie nicht kurz vor der Abendmahlzeit mit Ihrem Kind ins Bad spazieren. Ein hungriger Magen macht ungeduldig ... Und natürlich bitte nicht mit vollem Bauch baden.

Schaffen Sie für Babys Bad eine gemütliche Atmosphäre und nehmen Sie sich Zeit. Anfangs können Sie eine Babywanne nutzen, später sitzt Ihr Baby sicher lieber direkt in der Wanne – alleine oder mit Ihnen zusammen. Legen Sie griffbereit alles in Ihre Nähe, was Sie benötigen: Handtücher, Wäsche, Windelutensilien ... Das Badezimmer sollte gerade im Herbst und Winter angenehm warm sein, damit Ihr Kind nicht friert. Die optimale Badewassertemperatur liegt bei etwa 37 Grad.

Vor dem Baden sollten Sie den Windelbereich säubern. Halten Sie dann mit einem Arm das Köpfchen, die Schulter und den Rücken Ihres Babys, mit dem anderen stützen Sie seinen Popo. Am besten lassen Sie Ihr Kind zuerst mit den Füßen das Wasser fühlen, danach können Sie es vorsichtig tiefer ins Wasser legen. Wenn der Popo sicher auf dem Wannenboden aufliegt, können Sie mit einer Hand Ihr Kind nun vorsichtig waschen. Beobachten Sie es genau und schauen

Sie, ob es ihm gefällt oder ihm das Baden Angst macht. Sprechen Sie beruhigend auf Ihr Kind ein.

Nach maximal zehn Minuten heben Sie Ihr Baby vorsichtig mit beiden Händen wieder aus der Wanne und auf ein Handtuch. Hier können Sie es gründlich abtrocknen.

Vorsicht: Öl als Badezusatz macht Babys Haut rutschig!

Die meisten Babys lieben Wasser – nicht alle. Wenn Sie spüren, dass das Baden für Ihr Kind Stress bedeutet, bestehen Sie nicht darauf. Versuchen Sie es stattdessen mit einem gemeinsamen Bad in der großen Wanne. Wenn auch das nicht geht: Nicht verzweifeln, mit regelmäßiger gründlicher Wäsche bleibt Ihr Kind auch kein "*Schmutzfink*"! Ab und zu lohnt sich zwischendurch wieder ein neuer Versuch.

Wenn Ihr Kind Spaß im Wasser hat, können Sie nach einigen Wochen gemeinsam einen Mutter-Baby-Schwimmkurs besuchen. Hier geht es natürlich nicht ums Schwimmenlernen, sondern um das gemeinsame Planschen im warmen Wasser. Das Schwimmen fördert Babys Motorik und kommt seinem zunehmenden Bewegungsdrang entgegen.

# Kapitel 11: Ohne Partner ein Baby großziehen – How to

Geschieden, getrennt, verwitwet: Es gibt ganz unterschiedliche Gründe, weshalb ein Elternteil das Kind oder die Kinder alleine großziehen. Insgesamt 2,62 Millionen Eltern in Deutschland waren im Jahr 2017 alleinerziehend, 1,55 Millionen davon mit minderjährigen Kindern. Die meisten übrigens Mütter, genau 1,36 Mio. – das geht aus den Auswertungen des Statistischen Bundesamtes hervor.

Alleinerziehende sehen sich nicht selten mit großen Herausforderungen konfrontiert. Wie schaffe ich das alles alleine? Wie sieht es finanziell aus? Eine konfliktbehaftete Beziehung zum Kindesvater macht die Situation unter Umständen nicht leichter.

Wer sein Kind alleine großzieht, braucht vor allem gutes Organisationstalent. Gegen Vorurteile und mangelnde Solidarität in der Gesellschaft hilft der Kontakt zu Gleichgesinnten. Hier kann man Kraft schöpfen, "*netzwerken*" und wichtige Tipps und Informationen austauschen – zum Beispiel mit Blick auf die Finanzen. Denn einer Familienstudie der AOK von 2018 zufolge fühlen sich 43 Prozent der befragten Alleinerziehenden insbesondere finanziell stark belastet; bei Paaren mit Kindern waren es demnach nur etwa 24 Prozent.

Dabei gibt es gerade für alleinerziehende Mütter und Väter eine Menge finanzielle Unterstützungsangebote, die es unbedingt zu nutzen gilt. Gerade zu Beginn macht es Sinn, sich dazu beim zuständigen Jugendamt ausführlich beraten zu lassen. Dabei geht es insbesondere um das Sorgerecht und das komplexe Thema Unterhalt. Die Behörde hilft dabei, diese Ansprüche geltend zu machen und durchzusetzen. Zahlt der Ex-Partner entweder keinen oder nur unregelmäßigen Unterhalt, haben Alleinerziehende das Recht auf einen Unterhaltsvorschuss.

Mutterschaftsgeld, Elterngeld: Auch Alleinerziehenden steht diese Unterstützung selbstverständlich zu; beim Elterngeld sind es sogar volle 14 Monate.

Mütter und Väter, die zwar alleine für ihren Unterhalt sorgen können, nicht aber für den ihres Kindes, haben das Recht auf den sogenannten Kinderzuschlag.

Doppelte Kinderkrankentage, ermäßigte Betreuungskosten für Kita-Kinder, staatliche Kuren und der Anspruch auf eine Haushaltshilfe im Falle einer längeren Krankheit: Nutzen Sie bei Bedarf diese Unterstützungs-Möglichkeiten!

Weitergehende Zuschüsse erhalten Empfänger von Arbeitslosengeld II oder Sozialgeld zum Beispiel mit einem Antrag auf Erstausstattung nach der Geburt und durch Leistungen für Bildung und Teilhabe, etwa für Schulbedarf, Ausflüge und Mittagsverpflegung. Und auch steuerlich sollten sich alleinerziehende Mütter und Väter beraten lassen, um alle Optionen optimal auszuschöpfen.

# Kapitel 12: Der Mode-Guide

Babys und Mode – das geht? Aber ja, sicher geht das. Beim Stöbern durch die Baby- und Kinderabteilungen der großen Mode- und Kaufhaus-Ketten werden Sie vermutlich bereits vor der Geburt Ihres Kindes regelmäßig in Verzückung versetzt.

Mädchen in Rosa, Jungs in Hellblau? Das muss nicht mehr sein. Bei der Wahl hübscher Babykleidung sind alle Farben erlaubt. Tolle Drucke, witzige Sprüche oder Klassiker von Disney: Schon für die Kleinsten gibt es echte Hingucker. Originell: Mancher Strampler hat die Optik einer Latzhose.

Bei aller Begeisterung: Nicht alles, was niedlich aussieht, ist praktisch. Bevorzugen Sie generell weiche, hautfreundliche Materialien und einen lockeren Schnitt. Ihr Baby möchte sich in seinem Outfit auch gut bewegen können.

Bei der Zusammenstellung der Erstausstattung sollten Sie darauf achten, etwa ein bis zwei Größen abzudecken, also 50/56 und 62/68. Die Sachen fallen nämlich zum Teil recht unterschiedlich aus. Da Babys Köpfchen gerade zu Beginn sehr empfindlich ist, leisten Wickelbodys gute Dienste sowie alle Hemden und Oberteile, die am Halsausschnitt Knöpfe haben. Auch Strampelanzüge mit Knöpfen sind für schnelles Windelwechseln unschlagbar. Einige Paar Söckchen, Babymützen für den empfindlichen Kopf und eine weiche Jacke machen das Erstlingspaket komplett.

So klein die Babykleidung auch ist, günstig ist sie nicht immer. Eine tolle Alternative sind Second-Hand-Shops und Basare. Hier können Sie meist gut erhaltene Kleidung zu günstigen Preisen kaufen. Zudem sind die Textilien aller Wahrscheinlichkeit nach zigmal gewaschen, Schadstoffe werden kaum noch darin zu finden sein.

Praktisch ist es zudem, sich von Familie und Freunden größere Kleidung zur Geburt schenken zu lassen. Denn so viele Teile in den kleinsten Größen benötigt Ihr Baby nicht. Und wenn plötzlich ein neuer Wachstumsschub kommt, freuen Sie sich, wenn schon das eine oder andere Stück vorrätig ist.

# Kapitel 13: Tiere und Baby: Geht das gut?

Eine große, glückliche Familie: Vater, Mutter, drei Kinder, Hund und Katze. Kinder, die gemeinsam mit Hund, Katze oder einem anderen Tier aufwachsen, lernen Rücksichtnahme und Verantwortung und stärken ihre soziale Kompetenz.

Zugleich plagen viele Eltern Zweifel. Wie sieht es mit der Sicherheit unseres Kindes aus, gerade bei Hunden oder Katzen? Auch gesundheitliche Gründe mögen eine Rolle spielen.

Wenn Sie bereits ein Tier in der Familie haben, wenn Sie schwanger werden, sollten Sie es von Anfang an auf die neue Situation vorbereiten. Sie richten das neue Kinderzimmer ein? Machen Sie Ihrem Vierbeiner schon jetzt verständlich, dass er hier von nun an erst einmal keinen Zutritt hat. Auch, wenn "*Wauwi*" oder "*Minka*" bislang mit Ihnen das Schlafzimmer teilen durften, hier aber bald das Babybettchen stehen wird, sollten Sie Ihr Tier frühzeitig an die Veränderung gewöhnen.

Erkundigen Sie sich zudem vorab beim Tierarzt, ob alle notwendigen Impfungen erfolgt sind, und achten Sie weiterhin penibel darauf, dass Maßnahmen wie etwa Wurmkuren konsequent durchgeführt werden.

Ist das Baby auf der Welt, aber noch im Krankenhaus, kann Ihr Partner bereits getragene Kleidungsstücke mit nach Hause nehmen und Ihr Tier daran schnüffeln lassen. So ist ihm dieser Geruch bei der Ankunft schon vertraut.

Sobald der neue Erdenbürger zu Hause eingezogen ist, werden Sie ihm viel Zeit schenken. Ihren Vierbeiner dürfen Sie dennoch nicht vernachlässigen.

Lassen Sie Ihr Kind bitte keinesfalls mit Ihrem Haustier alleine. Auch ohne böse Absicht können gefährliche Zwischenfälle passieren, etwa wenn Ihr Kater es sich im Babybett gemütlich macht, während Ihr Baby darin schläft.

Sobald Ihr Kind größer wird, muss es auch selbst lernen, dass ein Tier Gefühle hat und Schmerz empfinden kann: Am Schwanz ziehen oder durch lautes Geschrei erschrecken kommen bei Hund und Katze nicht gut an. Auch die Futterplätze sollten für Ihren Nachwuchs unerreichbar sein. Das gilt in gleichem Maße für Aquarium, Vogelkäfig und Co.

# Kapitel 14: Und wenn es mal schief läuft ... Krankheiten

Husten, Schnupfen, Fieber, Hautausschlag: Lässt der natürlich Nestschutz erst einmal nach, wird Ihr Kind vermutlich kaum eine Gelegenheit auslassen, Sie mit immer neuen Krankheitssymptomen zu überraschen.

Bis zu zehn Infekte pro Jahr in den ersten 24 Lebensmonaten? Ja, das klingt viel, ist aber völlig normal. Denn das Immunsystem Ihres Kindes muss sich schließlich erst entwickeln. Mit Beginn der Kita-Zeit wird sich die Situation nicht verbessern. Kinder teilen halt gerne – und wenn es die Keime sind ...

Abseits von Husten und Schnupfen geben wir Ihnen im Folgenden einen Überblick über typische Krankheiten im Kindesalter, woran Sie sie erkennen, was Sie tun können und wie Sie am besten vorbeugen. Haben Sie den Verdacht, dass Ihr Kind erkrankt sein könnte, wenden Sie sich bitte umgehend an Ihren Kinderarzt.

# Kapitel 14.1: Krankheitssymptome, die Sie kennen müssen

Plötzlich Fieber, ein merkwürdiger Ausschlag? Infektionen wie Masern oder Windpocken werden gemeinhin als *Kinderkrankheiten* bezeichnet. Dieser Begriff vermittelt den Eindruck, die Krankheiten seien harmlos. Falsch! Unter Umständen können die Folgen gravierend sein. Schauen Sie bitte genau hin.

### Kapitel 14.1.1: Masern

Der rote, leicht erhabene Ausschlag beginnt oft im Gesicht und hinter den Ohren. Nach einigen Tagen ist der ganze Körper befallen, insbesondere die Wangen; auch die Schleimhäute im Mund sind stark gerötet. Schon im Vorfeld einer Masernerkrankung hat Ihr Kind Erkältungszeichen, bekommt dann Fieber bis 39 Grad, auch eine Bindehautentzündung ist möglich. Starker Husten und Kopfschmerzen folgen, die Körpertemperatur kann noch höher steigen. Einige Tage später klingen die Symptome wieder ab.

Eine Masernerkrankung gehört zwingend in die Hände eines Kinderarztes, vor allem mit Blick auf die seltenen, aber dafür zum Teil schwerwiegenden Komplikationen. Diese reichen von Mittelohr- und Lungenentzündung bis zur gefürchteten Enzephalitis – einer Entzündung des Gehirns, die tödlich sein kann oder irreparable Schäden hinterlässt.

Masern sind hochgradig ansteckend. Die Inkubationszeit beträgt etwa zehn Tage.

Der beste Schutz vor Masern ist eine zweimalige Impfung im Abstand von mehreren Wochen zu Beginn des zweiten Lebensjahres.

## Kapitel 14.1.2: Mumps

Ebenso hochansteckend ist die Mumps, eine Krankheit, die insbesondere Kita- und Schulkinder betrifft. Bis zu 18 Tage nach der Ansteckung zeigen sich erste Symptome: Fieber und Unwohlsein folgt die typische Schwellung der Ohrspeicheldrüsen – auf einer oder beiden Seiten, die Ohrläppchen stehen ab. Damit verbunden sind Schmerzen beim Kauen und Schlucken, weshalb die Nahrungsaufnahme sehr unangenehm ist. Auch andere Organe können von der Schwellung betroffen sein, zum Beispiel die Bauchspeicheldrüse, bei Mädchen die Eierstöcke, bei Jungen die Hoden.

Nach etwa einer Woche klingen die Symptome ab. Als Komplikation kann eine Hirnhautentzündung auftreten, selten führt Mumps zu Taub- oder Schwerhörigkeit.

Auch hier gilt: Bei Symptomen sofort den Arzt kontaktieren.

Zu Hause hilft viel trinken und möglichst weiche und flüssige Nahrung aufnehmen. Bester Schutz ist eine Impfung, in der Regel eine Dreifach-Impfung gegen Mumps, Masern und Röteln.

## Kapitel 14.1.3: Röteln

Kleine, hellrote Flecken kennzeichnen den typischen Röteln-Ausschlag. Als weitere Symptome zeigen sich bis zu drei Wochen nach der Ansteckung Bindehautentzündung, Schnupfen und leichtes Fieber sowie geschwollene Lymphdrüsen, vor allem hinter den Ohren und im Nacken. Röteln gelten oft als eher harmlose Kinderkrankheit. Trotzdem wird eine Impfung in Verbindung mit Masern und Mumps bei Mädchen und Jungen dringend empfohlen. Warum? Bei Schwangeren, die sich mit Röteln anstecken und selbst weder geimpft sind noch die Krankheit durchgemacht haben, kann es zu schweren Fehlbildungen des Kindes im Mutterleib kommen. Hier gilt also: Auch an die anderen denken!

## Kapitel 14.1.4: Keuchhusten

Keuchhusten oder Pertussis – so der Fachbegriff – ist ebenfalls sehr ansteckend. Bis sich erste Symptome zeigen, können bis zu drei Wochen vergehen. Leichtes Fieber und Erkältungssymptome sind eher uncharakteristisch, allerdings können Kinder die Viren zu diesem Zeitpunkt bereits schnell weitergeben. Die typischen Hustenanfälle folgen im Anschluss – vor allem nachts. Das Kind keucht beim Einatmen, muss Schleim würgen, kommt kaum zum Luftholen, Erstickungsanfälle drohen. Vor allem bei Säuglingen werden lebensbedrohlich Atemaussetzer beobachtet. Bis zu vier Wochen kann sich dieser Verlauf hinziehen. Als Komplikationen gelten Lungenentzündungen und sogar Schäden des Gehirns infolge von Sauerstoffmangel. Auch Asthma kann zu einem späteren Zeitpunkt daraus entstehen. Bei ersten Anzeichen: Sofort zum Kinderarzt!

Der beste Schutz: Lassen Sie Ihr Kind impfen!

## Kapitel 14.1.5: Scharlach

Anders als viele Infektionskrankheiten wird Scharlach nicht durch Viren, sondern durch Bakterien verursacht. Auslöser sind Streptokokken der Gruppe A. Bis zu fünf Tage nach der Ansteckung zeigen sich hohes Fieber, allgemeines Krankheitsgefühl und vor allem Halsschmerzen. Der Rachen weist eine "*scharlachrote*" Färbung auf, die Zunge ist weißlich belegt. Die klassische Himbeerzunge folgt nach zwei bis vier Tagen. Der erhabene, aber nicht juckende Hautausschlag zeigt sich typischerweise in Brust und Achselhöhlen, in der Leistengegend sowie innen an den Oberschenkeln. Nach etwa drei Wochen beginnt sich die Haut zu schuppen, vor allem an den Handinnenflächen und an den Fußsohlen. Dieses Schuppen kann auch ein Hinweis sein, wenn ansonsten nur leichte Symptome ohne Ausschlag auftreten sollten.

Scharlach wird zumeist mit Antibiotika behandelt, die der Arzt verschreibt. Zudem beugt diese Behandlung bestimmten Komplikationen vor, insbesondere rheumatischem Fieber sowie Entzündungen an Herzmuskel und Herzinnenhaut.

Nach einer Scharlacherkrankung ist man gegen den entsprechenden Erreger immun. Allerdings: Scharlach wird durch verschiedene Erreger ausgelöst, daher können Kinder diese Erkrankung durchaus mehrfach bekommen. Eine Impfung gibt es nicht.

## Kapitel 14.1.6: Ringelröten

Ringelröteln haben nichts mit den vorgenannten Röteln zu tun. Diese Virusinfektion ist ebenfalls hochansteckend, auch vor dem Auftreten erster Symptome. Dazu zählen nach ein bis zwei Wochen: ein typischer girlandenförmiger und juckender Ausschlag, der meist im Gesicht beginnt und sich dann über den Körper ausbreitet; der Bereich um Mund und Nase bleibt frei. Nach spätestens 14 Tagen verschwindet der Ausschlag wieder. Weitere Symptome sind Fieber, Kopf- und Gliederschmerzen.

Komplikationen der Ringelröteln sind nicht bekannt, fiebersenkende Medikamente und eine gründliche Pflege der oft trockenen Haut sind bei der Behandlung hilfreich. Allerdings sollten Sie beim Auftreten von Symptomen beim Arzt zunächst abklären lassen, ob es sich tatsächlich um Ringelröteln handelt. Das gilt vor allem deshalb, da auch hier Schwangere besonders gefährdet sind: Ringelröteln können bei Ungeborenen zu Schädigungen führen.

## Kapitel 14.1.7: Windpocken

Sind die Windpocken erst einmal in der Kita oder der Schule ausgebrochen, können Sie Ihr Kind kaum davor schützen: Denn diese Viruserkrankung verbreitet sich rasch und ist hochgradig ansteckend, noch bevor sich erste Symptome zeigen. Nach durchschnittlich zwei Wochen macht sich zunächst Fieber bemerkbar, einen Tag später folgt der typische Ausschlag mit kleinen Blasen und Pickeln, der sich vom Kopf über den ganzen Körper ausbreitet. Die Bläschen sind mit Flüssigkeit gefüllt und gerade diese ist besonders infektiös. Gegen den starken Juckreiz helfen Cremes und auch andere Medikamente. Sprechen Sie bei einem Verdacht

Ihren Kinderarzt an. Bitte möglichst nicht kratzen, unschöne Narben könnten die Folge sein. Nach spätestens drei Wochen sind die Blasen verkrustet und abgeheilt.

Auch bei den Windpocken sind Komplikationen nicht ausgeschlossen, wenngleich sie eher selten vorkommen und vor allem Erwachsene betreffen. Dazu zählen Lungenentzündung, Gehirnentzündung oder Hirnhautentzündung. Besondere Vorsicht sollten auch hier Schwangere walten lassen. In seltenen Fällen kann eine Infektion die Entwicklung des Babys im Mutterbauch beeinträchtigen.

Auch gegen Windpocken können Sie Ihre Kinder impfen lassen.

## Kapitel 14.1.8: Hand-Fuß-Mund-Krankheit

Rote, juckende Pünktchen an den Handinnenflächen, an den Fußsohlen und im Mund: Der Name dieser Erkrankung ist Programm. Auch hier gilt: Höchste Ansteckungsgefahr, vor allem Kinder im Kita-Alter sind davon betroffen. Die Hand-Fuß-Mund-Krankheit verläuft in der Regel mild mit Fieber und allgemeinen Krankheitszeichen, einige Kinder weisen gar keine Symptome auf. Dennoch können auch sie den Erreger weitergeben. Die Übertragung erfolgt über Tröpfcheninfektion sowie Türklinken, gemeinsames Spielzeug etc.

Bei Säuglingen kann der Ausschlag auch im Windelbereich vorkommen. Im weiteren Verlauf entstehen aus den Pickelchen kleine Blasen. Gerade im Mund können diese Aphten schmerzhaft sein. Kühle Getränke, weiche Kost und fiebersenkende Medikamente können die Symptome mildern. Sprechen Sie Ihren Kinderarzt an! Auch hier gilt: Gerade der Bläscheninhalt ist sehr ansteckend. Nach etwa zehn Tagen heilen die Blasen von alleine wieder ab.

## Kapitel 14.1.9: Pneumokokken-Erkrankung

Mittelohrentzündung, Lungenentzündung, Hirnhautentzündung: Die Liste der Erkrankungen, die durch Pneumokokken hervorgerufen werden können, liest sich wenig erfreulich. Ist eine Mittelohrentzündung vergleichsweise harmlos, können andere durch diese Bakterien hervorgerufene Erkrankungen wie die Hirnhautentzündung oder eine Blutvergiftung lebensbedrohlich sein oder schwere gesundheitliche Schäden zur Folge haben. Es ist also kein Wunder, dass die Ständige Impfkommission mit zeitlichen Abständen drei aufeinanderfolgende Impfungen für Babys ab dem zweiten Lebensmonat empfiehlt.

## Kapitel 14.1.10: Meningokokken

Auch bei den Meningokokken handelt es sich um Bakterien, die über Tröpfcheninfektion rasch von Mensch zu Mensch übertragen werden. Sie gelten als Auslöser für schwere Hirnhautentzündungen und Blutvergiftungen. Erkrankungen sind selten, dann aber besonders gefährlich. Vor allem Säuglinge und Kleinkinder sind von Meningokokken bedroht. Symptome einer Infektion sind hohes Fieber, ein ausgeprägtes Krankheitsgefühl, Kopfschmerzen und Schwindel. Liegt eine Hirnhautentzündung vor, kommt es außerdem zur typischen Nackensteifigkeit und zu Erbrechen. Bei einer Blutvergiftung sind punktförmige Hauteinblutungen zu erkennen.

Beim leisesten Verdacht auf eine Meningokokken-Infektion heißt es: Ab zum Arzt oder ins Krankenhaus. Betroffene werden dort stationär mit Antibiotika behandelt.

Bei einer Blutvergiftung durch Meningokokken sind schwere Organschäden keine Seltenheit, auch Amputationen einzelner Gliedmaßen infolge mangelnder Durchblutung sind nicht ausgeschlossen. Die Sterblichkeitsrate ist hoch.

Die beste Vorbeugung solch dramatischer Verläufe ist eine Impfung gegen bestimmte Meningokokken-Gruppen.

# Kapitel 15: Geheimtipps aus dem eigenen Erfahrungsschatz

Mutter sein, Vater sein, Eltern sein – perfekt sein?! Nein, sicher nicht. Wenn Sie sich entscheiden, eine Familie zu gründen, dann ist Perfektionismus absolut fehl am Platz. Das glauben Sie nicht? Wir sind überzeugt, dass die Realität Sie bereits nach wenigen Wochen einholen wird.

Vorweg: Natürlich sind wir bemüht, von Anfang an alles richtig zu machen. Manches wird uns gelingen, manches nicht. Und wir müssen lernen, das zu akzeptieren. Vielleicht einer der wichtigsten Geheimtipps, die wir frisch gebackenen Eltern mit an die Hand geben können: Wenn Sie nach wenigen Wochen völlig übermüdet, mit fettigen Haaren in Ihrem chaotischen Wohnzimmer sitzen, glauben Sie vielleicht, Sie hätten versagt. Wieder falsch. Anderen Müttern und Vätern geht es genauso, sie wollen es wahrscheinlich nur nicht zugeben.

Aber warum wollen wir eigentlich alles perfekt machen? Weil wir es selbst möchten oder weil unsere Umwelt es von uns erwartet? Es ist eine Mischung aus beidem, wobei Sie den Einfluss von außen nicht unterschätzen sollten. Und warum? Weil Sie sich zu viele Gedanken darüber machen, was Ihre Mitmenschen über Sie denken. Lassen Sie das, es ist völlig egal. Wenn Sie das erst einmal akzeptieren können, erhalten Sie einen ganz neuen Blick auf die Dinge und werden daran wachsen.

Etwas anderes, mit dem Sie vermutlich rasch konfrontiert werden, sind Vorurteile. Und zwar nicht nur von kinderlosen Erwachsenen, auch von anderen Müttern und Väter. Ja, Sie haben ganz richtig gelesen. Ein Beispiel gefällig?

Schauen wir doch nur einmal auf das Thema Stillen – wir haben in einem der vorherigen Kapitel ausführlich darüber gesprochen. Dennoch gibt es Frauen, die nicht stillen können oder auch nicht wollen und Ihr Kind mit der Flasche großziehen. Sind Sie deshalb schlechtere Mütter? Nein, natürlich nicht. Und dennoch hat so manche Fläschchen-Mutter mit einem schlechten Gewissen zu kämpfen. Dass andere, stillende Mütter sie gelegentlich mit einem schiefen Blick oder unpassenden Kommentaren bedenken, macht die Situation nicht besser. Aber das sollte nicht sein. Denn das Wichtigste ist, dass die Kinder glücklich aufwachsen.

Was ist mit alleinerziehenden Müttern und Vätern? Ja, wir haben auch darüber gesprochen, die Belastungen für Ein-Eltern-Familien sind in vielen Bereichen größer. Aber sind Alleinerziehende deshalb schlechtere Eltern? Nein, natürlich nicht.

Wenn Sie Ihr Kind alleine großziehen, müssen Sie sich noch ganz anderen Herausforderungen stellen. Hier ist Organisationstalent gefragt und die Bereitschaft, Hilfen anzunehmen. Das gilt speziell für Sie, liebe Väter. Nutzen Sie die Chancen und werden Sie vom Einzelkämpfer zum Netzwerker. Die mitleidigen Blicke anderer Eltern können Sie getrost ignorieren. Denn das Wichtigste ist, dass die Kinder glücklich aufwachsen.

Und noch etwas, liebe Eltern. Wenn Sie Kinder haben, bringen Sie die Bereitschaft mit, zumindest vorübergehend Ihre eigenen Interessen und Bedürfnisse zurückzustellen. Das bedeutet aber nicht, dass Sie sich für den Rest Ihres Lebens völlig vernachlässigen sollen. Es kommt der Zeitpunkt, an dem Ihr Schatz auch gut mal einige Stunden oder ein Wochenende ohne Sie auskommen kann. Und haben Sie bitte kein schlechtes Gewissen, wenn Sie sich in der Zwischenzeit ein romantisches Dinner beim Italiener gönnen oder mit der besten Freundin ein Wellness-Wochenende buchen. Ihr Kind wird in der Zwischenzeit spannende Stunden bei Oma und Opa oder guten Freunden verbringen. Und dort auch Spaß haben. Das Wichtigste ist, dass die Kinder glücklich sind.

# *Schlusswort*

So, jetzt sind wir am Ende unseres Ratgebers angekommen. Wir hoffen, dass wir Ihnen damit eine schnelle, praktische und übersichtliche Hilfe zu den wichtigsten Themen rund um das Baby bieten konnten.

Schon vorab unserer großer Respekt an alle alleinerziehenden Mütter und Väter, die die großen Herausforderungen, die ein Leben mit Baby mit sich bringt, alleine meistern werden.

Ein besonderer Dank gilt meiner Familie und meiner Frau, die mich bei der Planung, Erstellung und beim Schreiben dieses Buches tatkräftig unterstützt hat.

Printed in Poland
by Amazon Fulfillment
Poland Sp. z o.o., Wrocław

72445644R00060